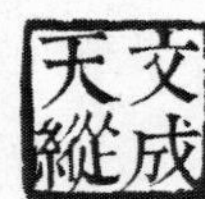
文成天縱

中醫古籍稀見稿抄本輯刊

ZHONGYI GUJI XIJIAN GAO-CHAOBEN JIKAN

李鴻濤 主編

35

廣西師范大學出版社
GUANGXI NORMAL UNIVERSITY PRESS
·桂林·

第三十五册目録

瘍科捷徑秘本一卷

不著撰者
清光緒十五年（一八八九）抄本

瘍科捷徑秘本一卷

本書爲中醫外科方書。全書收録外治膏方一百二十五首，以外科瘡瘍膏方爲主，但亦有内病外治之膏方。每方列組成、劑量、製備方法、用法，部分方名下注明得方來源。全書雖然主要抄録歷代外科名方，如陽和解凝膏、千槌膏等，但是選方側重實用有效，經『平遠樓秘藏，不肯示人，一貼即愈，不勞手續』，可見其效驗及實用價值。

瘍科捷徑秘本

此是予遠樓書并記存
不肯傳人（貼可傳）不易
手續因名復佳可謂難得
之寶也

膏門

紫金膏 刻

肉桂两 當歸两 細地两 元參两
赤芍两 大黃两 白芷两 木別两
人髮两半 枝連两 槐枝三節 柳枝三節
麻油陳十斤 浸七日熬枯去渣入丹鉛粉收
熬至滴水成珠方入細末藥
净没藥六錢 阿魏半 輕粉八錢 净乳香两
攪勻成膏

膏

散膏 陈 一切風痺痠痛及受湿作疼

麻黃兩 獨活兩 當歸兩 枇枝廿兩半

羌活兩 狗脊兩 艸烏兩 桂枝兩半

桑枝廿兩半 麻油二十斤 如法製度熬至滴水成珠

散膏 王浠山

升麻兩 麻油一斤 煎枯去渣加丹收

巴公膏 蜀藩司巴公治母疾傳者 大瘍搥毒一切瘡

塊

番鱉廿斤 象甲兩 大山甲四十九片 油煎化為度

巴豆仁廿五兩　山梔仁八十五兩　麻油四斤

柳桃槐楊桑枝各四十九節切段煎枯去渣入木

別象皮山甲巴豆仁梔子煎枯去渣再煎入炒丹

攪勻再入血竭兒茶淨乳香沒藥各二兩月石半細

丶攪勻細研鉢內臨用隔水燉開攤貼忌火烘

巴膏刘

黑梔粒三八　血竭以下二兩　象皮各二兩　兒茶以下二兩

番硇以下二兩　山甲开　人髮丹　麻油三斤

桃柳杏桑槐枝各四十九節　韋丹　茴兩　如常法收

巴膏 陈

生山梔五斤 番硇研一两 山甲二两 乳各、二两

血竭研一两 頭髮洗十二两 兒茶研一两

桃柳槐桑杏枝各廿一两 麻油四十斤 並如常法

善應膏 列 一切惡瘡腫毒發背瘰癧損傷刀斧

杖瘡蛇虫咬傷湯火傷臁瘡癬瘡

當歸十两 川烏十两 草烏十两 赤芍十两

細生地十两 人髮洗十两 白杏仁去皮十两 白芷十两

川芎十两 梹榔十两 大黃十两 瀝青十两

研後下 芸面 研 五 冬上 有乳 沒 各一兩

麻油十斤浸一宿煎黑濾清去渣收入韋丹一兩

用槐柳枝不住手攪勻如藥用片子必須麻油芸斤 研

八反膏 列

甘遂一兩 番別兩半 青葱一兩 活脚魚一个

甘草一兩 硇砂兩半 白蜜一兩 莧菜不拘

麻油十斤 陀僧末五斤 兒收

謝義和五毒膏 一切無名腫毒尤妙

瞎地鞭二条 麻黄兩半 白芨一兩 佩蘭叶半

乾蟾五十只 獨活一斤 大壁虎五十条 連翹一斤

血餘一斤 葱十斤 大黄一斤 細生地一斤

全蝎一斤 羌活一斤 川烏一斤 姜一斤

蜈蚣一百条 新絳一斤 草麻子一斤 淨乳香一斤

象貝一斤 淨沒药一斤 緯丹三斤 菜油二斤

穿山甲一斤 當歸一斤 銀花一斤 小青油一斤

麻油五斤 番別一斤 蟬衣一斤 草烏一斤

如法熬好成膏俟温入

射香半斤 氷片半斤 為末入膏攪匀

陽和解凝膏 內傷及流注凍瘡一切陰症

川附子一兩 当歸一兩 川烏二兩 艸烏一兩

白芷一兩 木香一兩 防風一兩 川芎四兩

製蚕一兩 肉桂一兩 官桂二兩 五靈脂一兩

川斷一兩 荊芥一兩 白芨一兩 香櫞一兩

地龍一兩 净乳香一兩研 陳皮一兩 白斂一兩

桂枝一兩 大黃一兩 赤芍一兩 净沒药一兩研

射香一兩研 合油四兩研 新牛旁子根梗葉三斤

白鳳仙根四兩益枯 麻油十斤

每油一斤加丹七兩，次加乳没合油，再加射子攪匀

生肌膏

象皮兩　人髮兩　生山梔五斤　山甲廿兩

血竭一兩　兒茶一兩　乳香一兩

桃柳桑杏槐枝各廿一兩　麻油十斤

神異膏　流痰瀝痰潰不完口

蜂房兩　元參半　蛇殼半　杏仁兩

生耆兩　黄丹兩　亂髮雞子大一團

先將髮烊盡，再入杏仁炒黑，用絲棉濾清，再入

芃熬一二時入蜂房蛇壳俟紫黑色去渣入丹

消痰膏 係風痰々核

升麻 七斤才 麻黄 廿斤 麻油 廿斤

熬膏收用丹

雞眼膏

生河豚目 四千九个 麻油 分 緯丹 一斤半

貼雞眼即落

雞眼膏 刈

鮮河豚眼 一百个 大全墩 廿五个 人髮 ○ 洗

熊胆一分另入 麻油一斤 緯丹开

熬成膏丹收

痰核化堅膏列 治癧痰化堅消痰一切偏正頭風

大黄半 川芎半 白斂半 元參半

赤芍半 草烏半 木別半 白附子半

皂角开 升麻开 昆布半 海藻半

半夏半 官桂半 防風半 当歸半

荆芥半 南星半 白芷半 麻油三斤

緯丹十开

浸七日熬黑去渣入丹收

清凉膏 秦克鄂

苦参一两 元参一两 大黄二两 荆芥一两
防風一两 白芷一两 当归一两 全蠍一两
白斂一两 歸尾一两 草麻子一两 独活一两
血余一两 赤芍一两 羌活一两 山甲一两
銀花一两 製蚕一两 連喬一两 白芨一两
麻油五斤 猪油二斤 黄丹三斤
收熬照常法

青麟丹 治湿毒之類

川柏 商陸 蝦蟆 白芷
江子肉 山梔 白芨 蒼术
木防已 生南星 草麻肉 麻油二斤
鉛粉收加入糠青青黛

聚宝膏

白芨一两 當歸二两 象皮一两 紅花二两
男髮半斤 人指甲半斤
將药入油内煎枯去渣入諸末药再加炒甘石鉛粉

韋丹收膏再入末药攪勻

血竭两　兒茶两　芸香两　没药两

乳炙两　程朴两　龙骨两　赤脂两

五毒膏　刘

吴公两　斑毛两　蜩皮二張　乾蟾三个

山甲两　全蠍两　天虫两　桐油三斤

杜酥半　韋丹卌两　麻油三斤

煎枯去渣加丹滴水成珠加入阿魏两再入以下药

淨乳香五錢　射香半　肉桂两　淨没药五錢

百應痰症膏

如治痞用狗皮貼之

急性子二兩　南星二兩　没藥二兩　川烏二兩

海風籐二兩　芸香八兩　羌活二兩　麻黄二兩

北辛二兩　甲末二兩　荆芥二兩　白芍二兩

紅花二兩　升麻二兩　製蠶二兩　草烏二兩

木別二兩　防風二兩　独活二兩　桑枝二兩

牛旁二兩　净乳香二兩　歸尾二兩　樟丹六斤半

麻油十五斤

紫雲膏

白芨兩 白歛兩 赤芍兩 番别兩

商陸根兩 羌活兩 生軍兩 草麻兩

独活兩 男髮一大團 麻油二斤 照常法收

八寶膏 專治無名腫毒濕毒

當歸兩 木香兩 川連兩 羌活兩

烏药兩 桃仁卄粒 紫苏兩 川烏兩

草烏兩 人参兩 茯苓兩 蒼术三

姜黄兩 天麻兩 全蠍十个 槟榔兩

防風錢　月石錢　皂角一錢　甘草錢
白芷錢　茯苓錢　半夏錢　官桂錢
北辛錢　陳皮半　桔梗錢　製蚕錢
白芨錢　大風子錢　淡芩錢　虎骨錢
藿香錢　杏仁（八分）錢　連翹半　大黄錢
赤芍錢　草麻子二十粒　番木別五十个　山甲
桑寄生錢　川芎錢　独活錢　木通錢
白歛錢　川柏錢　山稜錢　南星錢
蓬朮錢　荊芥錢　良姜錢　知母錢

黑丑一两　首烏一两　五灵脂半　紅花一两

瑣陽一两　白夕荊一两　玉芙蓉一两　血餘分

麻油四斤熬枯去渣滴水成珠後下細末藥

阿魏一两　官粉一两　辰砂一两　龙骨一两

乳香一两　丁香一两　雄黄一两　血竭一两

輕粉一两　　再下樟丹收

呼濃長肉膏　　瘰疬便毒廉瘡濕毒下疳結毒

生黄耆一两　懷生地一两　防風一两　山慈菇一两

刘寄生奴一两　元胡索一两　歸尾一两　紅花一两

銀花钱 赤芍钱 桃仁钱 苏木钱

合欢皮钱 土木别钱 荊芥钱 苏叶钱

羌活钱 川芎钱 角針钱 白芷钱

骨碎補钱 金釵叶钱 連翹钱 白芨钱

山甲钱 独活钱 烏药钱 蒼耳子钱

南星钱 甘草钱 蟬衣钱 元参钱

麻黄钱 蚤休钱 草麻钱 五倍子钱

草烏钱 肉桂钱 烏梅肉钱 蒲黄钱

蓬术钱 川烏钱 降乂钱 石斛钱

姜黄五川連五川柏五川朴五

半夏五漏芦五大黄五象皮五

苦参五杏仁五山甩五白斂五

殭蚕五龟版五牙皂五蒼木五

血余五蛇壳五内金五吴芸五

獨活斗麻油ㄙ斤大黄斗羌活斗

川烏斗紅花斗当歸斗生姜一五

乱髪一團葱白不拘

入油内熬枯去渣濾清入松香一斤濾過再熬加

入陀僧二兩再徐徐加硫黄末八兩投此二味時須逐漸微添不可太多太驟成膏後以水息火

玄珠膏 沈啟白

草烏子 斑毛 各二錢 木別肉 十二錢 麻油 一斤

浸七日四味用柳枝四十九寸七日文火熬枯去渣

入巴豆仁三錢 蓖豆里傾十鉢內研如泥加射香

一分攪勻入磁內收用

太乙入室膏 治癰疽

純陽草 五錢 靈仙 一錢半 山茨菇 三錢 紫草 十錢

当归二两半 苍术二两半 银花二两半 木香二两半

麻油六斤

煎枯去渣煎至滴水成珠入后药

葱汁 姜汁 千里光汁 金灯花汁

以上四味煎汁听用

象牙末一两 木香一两 研极细末无声为度

铅粉炒廿两 血竭一两 射香三钱 醋炒龙骨一两

无名异炒一两 黄占一斤 樟冰一两 蜱蛸一两

赤石脂炒一两 樟丹廿两飞 白蜡一两 麻油十二斤

嫩松香方

葯切片浸油内春五夏三秋七冬十取出入鍋内文武火熬至益焦油黑為度濾清去渣再熬用枝頻攪次下四味卄汁又次下黃占再下龍骨等四味攪勻又次下黃丹頻頻攪攪鉛粉用細絹篩下滴水成珠候冷方下乳沒等九味攪勻候膏成入鉢内埋土中一日水浸一日方益膏忌僧尼婦人雞犬見

百應神膏

南星五錢 桃仁五錢 半夏五錢 艸烏五錢
芸香二錢 雄黃二錢 乳香三錢 滑石二錢五分
輕粉三錢 沒藥三錢 血竭三錢 銅青二錢五分

呼膿長肉膏 血

麻油三斤 頭髮一團 當歸一錢 黃芪一錢
白芷一錢 川柏一錢 黃芩一錢 大黃一錢
荊芥一錢 白芨一錢 忍冬藤一錢 杏仁一錢
防風一錢 槐柳桃枝各五寸 丹收

血竭膏 癰疽毒炁未盡用此以毒攻毒若要

生新續筋則不用此

當歸兩 白芷兩 生軍兩 川連兩

番别兩 人髮兩 川柏兩 皂角兩

杏仁兩 蜂房兩

麻油十斤先並髮侯枯下九味並枯去渣下丹

膏成下乳没血竭各半

神異四七膏 治一切瘡瘍久不愈

防風 白芷 赤芍 皂角

木别 草麻子 羌活 當歸

川連 巴豆肉 肉桂 烏药

五棓 梹榔 烟矢名異山等分 麻油斤

並药枯去渣令黑方下松香黄占又熬溶瀘清入

丹鉛粉再熬下乳香没药輕粉芸香桃柳枝攪

拔毒膏 又治

当归尾 川芎 赤芍 紅花

防風 独活 大黄 灵仙

白芷 羌活 官桂 製蚕

烏药 山甲 蛇壳 吴公

山甲少許 大黄一兩

川柏兩 [illegible]花兩

草烏 荊芥 麻油煎枯去渣 松香收之

水火膏 魚〻馬一切癰疽加五倍散于膏更抄疥不

不用五倍散

江子仁半 生地半 大黄半 歸尾半

銀花一斤 川椒兩半 松脂兩半 木香一兩

靈砂一兩 秦椒兩半 無夷兩半 香油七斤

血竭兩 犀角半 番木別 芎 草麻肉兩

江子肉五十五 降香兩 熬至滴水成珠再入後藥

淨乳香一兩 甘松一兩 沉香一兩 水片一兩

輕粉开 雄黄开 浄没药三开 杜木鱉去殼开

血竭开 樟冰开 西珀半 射香半

阿魏三半 松香三半 攪勻

百宝膏 消腫生肌止痛追膿消癥瘕結毒癰瘻

臁瘡

歸尾三半 白芷五开 兩頭尖五开 番木鱉去皮又斤

肉桂半 生軍半 山甲四斤 蛇退半

草麻肉四廿五 乾蟾二斤 天龙七条 麻油一斤

血竭三开 蜂房半 巴豆肉四十五 蟬衣半斤

銀花半 萆麻仁兩 番別兩 連翹半

白芍半 麻油一斤熬枯去渣滴水成珠入

炒丹八兩不住手攪加乳香沒藥兒茶各半

成膏凡拔疔散腫宜加入蒼耳兩同熬尤妙

附五香散摻藥 魚之馬

射香一分 丁香中下 大茴兩 胡椒中下

雄黄半 乳香半 肉桂半 杜木半

各為末和勻摻膏上

秘仙膏 應氏 一切無名腫毒

槐角五钱 淫羊藿三钱 千年石灰五钱 角針五钱
萑蓉五钱 吴公少许 葶藶三钱 牛膝五钱
蟬衣四十个 桃仁少许 只宣三钱 蜂房少许
元胡索一钱 威灵仙一钱 附子三钱 蛇壳少许
王不留行一钱 白芷五钱 苍木三钱 红花八钱
當归八钱 欝金五钱 茴香三钱 官桂三钱
桃柳槐榆桑枝一寸長各廿節先入油煎枯去
渣入丹七斤炒紫色收之加黄占五钱各用丹六兩
黄占半斤徐徐加入或以陀僧代丹後加入細末藥

净乳香钱以柏末半冰片卜射中米卜

轻粉钱净没药钱血竭钱檀香钱

血珀钱珠子卜降香末钱沉香钱

犀角钱搅匀贴癖块加阿魏

紫金膏 白通禅师传 風〻〻湿四肢骨节疼痛

胎疮瘰疬

壮年髮一斤以皂汤洗净猪毛 萆麻肉一两 白占二两

硝一两 松香三斤 麻油一斤 [illegible]元末三斤

先下髮松香侯烊成里汁乃下油八分再熬入草麻

白古等徐徐下硝丸

一夜膏

莧菜四斤 大脚魚一斤 麻油八斤

並枯去渣入丹五十兩

金鎖比天膏 注

蝦蟆八只 紫地丁一斤 野苧麻一斤 蒼耳子一斤

刘寄奴一斤 豨薟草一斤 山甲一具 麻油六斤

先並老酒葱汁各兩碗拌药晒乾山甲用麻油六

斤並枯又麻油十六斤並药去渣并並入丹

一百三十二两再入牙皂灵脂大黄芸米各研

四两成膏此膏隔水燉化用

蟾酥膏　功专退毒消腫

川烏　白芷　大風子　芙蓉叶

桃仁　大黄　草烏　生地

五棓　半夏　殭蚕　蟬衣

松香　知母　白芨　南星

防風　千金子　地丁　紅花

白斂　地丁芙花　野薔薇根　山茨菇

歸尾 銀花 全蝎 黄尤尾

土大黄 牛膝 蜂房 木瓜

巴豆 蘇木 丹皮 血竭

白鮮皮 蒼朮 川芎 羌活

獨活 角針 花粉 炭古 各二錢

蜈蚣 茶

細末藥

射香 千淨乳 ○ 雄黄 半 杜 砂辛

麻油 十斤 猪油 三斤 樟丹 五斤 净没藥

通常法 無收

乳羊膏

阿魏一兩 血竭二兩 月石一兩 淨乳香兩半

淨沒藥兩半 甘遂四兩 射香五 山羊血兩

甘艸四兩 為末合油二斤調勻大紅緞攤貼患處

赤龍膏 云丹

大赤練蛇三十条入鍋內俟齊麻油二十斤煎枯

去渣入丹熬一小

一見消膏 治癰疽

川烏一兩 閙楊花一兩 銀花一兩 白斂一兩

草烏一兩 半夏三兩 白芷一兩 血竭一兩

生南星二兩 川乙桔一兩 土貝一兩 大黃五兩

白芨一兩 當歸五兩 緯丹八十兩 麻油十斤浸油

照常法煎收

象皮膏

象皮半兩 龍骨半兩 甘石半兩 川柏一兩

地黃一兩 淨乳香半兩 潮粉五兩 淨沒藥半兩

血竭 研細末將渣用甘石再研末

先以柏地同麻油煎枯去渣再以入味為細末麻

油一斤湖粉四两又入松香一两各药收内

外科百花膏

地百脚草四两虎脚跡草一两半土牛膝四两獨脚將軍草二两

蒲公英一两半枝蓮二两紅地丁草一两蛇床子一两半

白地丁草二两蕕瓣草一两半大蒜頭四十个韭菜打身

吴公十条全蠍十个壁虎十条赤練蛇一条

麻油四斤飛緯丹一斤

內消膏列

紫荆皮两 土貝两 防風两 甘艸两
遠志两 生地半两 赤芍两 鳳凰衣两
當歸半两 木瓜两 只殼半两 青木瓜两
麻油四斤浸三日 槐桑柳枝熬枯 濾清 次以下生
地歸身再熬成珠 下木香 鉛粉廿八两 再攪之
出火氣用之
沈啓白五靈膏 治毒將潰塗之未潰即消
艸烏一两 斑毛八十一个 木別肉十四个 麻油一斤浸三味 [illegible]
柳枝四十九寸 文火熬枯去渣入因子仁三两 黃豆

黑傾出鉢内研各泥加射香攪勻入磁罐收用

紅玉膏沈啟白 頑瘡不收口及濕爛臁瘡梅瘡

麻油一斤 象皮三斤切片 柏油一斤 血竭

管仲一斤半

三味入二油煎枯去渣滴水成珠下炒丹六兩再

下細末藥

辰砂一兩 川椒一兩 兒茶一兩 樟冰一兩

血竭一兩 輕粉一兩 淨乳香一兩 淨沒藥一兩

攪勻

流痰膏　亦治痞塊

鮮水仁花一斤　射干　麻油二斤　熬膏丹收

一方用棉花子油熬

化痰膏

菜油四斤　壁虎十四條　蜘蛛廿个　蝸牛廿个

入鍋熬药枯浮面油取出再入多新鮮首烏

苏叶甘菊根薄荷牛旁蒼耳等各四兩武火熬

枯去渣俟冷方入連香元苦參白歛白芥子製蚕

水紅花子仁各打碎大黃防風荊芥各四兩浸一

宿熬至黑枯濾清見過筋量滴水成珠將前

製末别油歸入亚炒丹浸入攪勻又大熬成珠加

入丁香油射香各半合油弁攪勻入退火攤貼

凡患瘰癧此膏貼之即消

如欲其收口再加乳香没药潮腦血竭水煮海

螵蛸炒 龙骨炒 赤脂煅各半 氷片三分 桂朴三分

黄丹多 為末掺膏上凡治諸瘡立可止痛生肌

琥珀膏 瘰癧不潰或成漏

木通 白芷 当归 防風

香別　松香各兩

麻油二斤入鍋浸油煎枯去渣入炒丹一斤柳枝

不住手攪滴水成珠入後細末藥

西珀兩　辰砂二兩　木香二兩　丁香二兩

肉桂兩

金不換萬應膏　治一切風濕暑手足拘攣骨

節痠楚男子痞積女人血瘕及腳肘痛結

核縮筋俱貼患處腹痛泄利瘧貼臍上哮

喘咳嗽受寒惡心胸向飽痿黃心痛俱貼

前後心傷力貽後心疝氣貽腎俞穴

川芎　熟地　良姜　川柏

白芷　烏葯　麻黄　蒼术

北辛　薄荷　血竭　蜂房

卮子　當歸　甘草　芫花減少

元参　半夏　生地　只殼

杜仲　淡苓　貝母　柴胡

連喬　赤芍　山葯　澤瀉

獨活　白术　白夕利　丁香皮

巴豆減少 青皮 白芨 吳公

蒼朮 川連 白鮮皮 蟬衣

木通 桃仁 草麻仁 銀花

桔梗 首烏 百合 艾

香附 前胡 五加皮 全蝎

知母 貝母 製蚕 紅花

天黄加倍 遠志 南星 黄芪

猪苓 川斷 益母艸 地榆

官桂 苦參 天麻 青風藤

龟版用腹の个　花粉　桑枝　川槿皮

陈皮　猪毛　杏仁　牛膝

川乌　独活　灵仙　艸乌

藁本　大風子　防風　山甲

羌活　五棓　牙皂　两头尖

瓜蒌仁　木別　荆芥　合欢皮

降香節　金不換　馬勃　馬鞭艸

刘寄奴　桑寄生　蛇床　角刺

狗脊　骨碎補　蛇壳二条　土大黄

烌慕艸　丹皮　炙枯花　各两
切片加桑榆槐楮枝長一寸各七根麻油十五斤
浸药在内煎好下細末药
松香一斤　黄丹两　净没药　净乳香
射香　阿魏　冰片　血竭
兒茶　掃盆　龍骨　赤脂
海螵蛸　為末入油攪勻

八仙膏　潘晉卿

鷄蛋十个　當歸两　大黄两　山卮两

桃柳槐桑枝各二兩　麻油二斤

並桔下丹十二兩收

大元膏　治一切瘀毒風氣心胃腹痛等症神效

青布攤貼

元參二兩　番別牙　苦參二兩　麻油三斤

浸為並桔去渣入鉛粉一斤收

秘傳萬應膏　外症跌打傷筋骨

防風　荊芥　連翹　製蚕

蒼木　北辛　歸尾　白芷

赤芍　淡芩　独活　蛇床

红花　川柏　蝉衣　甘艸

大黄　川椒　胎发　银花

吴公　艸乌　川乌　骨碎补

秦艽　番别　大风子　各半

麻油　猪油　桐油　各一斤　浸以药　煎好　滤清　加飞丹

廿两　搅匀　再下乳没　搅匀　春夏老　秋冬嫩

五库膏　瘥焙脑后

韭白根汁　白凤仙汁　茨根汁同打　蒜秆汁　老姜汁

葱白汁　五汁和匀武火熬膏宜老另鍋盛少麻油熬了煉老丹收好每淨油一斤入五汁膏約熬碗餘々下槐木棍攪匀然後入藥末再熬片時治風濕痞膈跌打藥末貼患處

百福萃珍膏

鎮玉池補精髓資坎水助元陽通利九竅貼湧泉穴通利三百六十骨節百病俱消貼丹田小便痳氣精冷陽痿貼之自來帖腎俞穴治腎虛腰疼腳膝軟貼臍治泄瀉腸鳴休息

利胎腎俞治氣滞疼冷欲轉展不能止癱瘓
麻痺諸風癋疧筋痛拘攣癥瘖跌扑閃挫
随患處貼之婦人血海久冷白帶白濁不受陽精
不成胎胎痛調經安胎並貼丹田外瘍立效生
姜搽患處然後貼之
杜仲开蓽撥开鹿茸开丁香开
穀精艹开菟絲子开麦冬开川斷开
兩頭尖开巴戟开附子亍官桂开
杏仁开牛膝开川柏开木別开

首烏两　山甲两　元胡索两　丁皮两
蓯蓉两　茴香两　蛇床两　川朴半
川芎两　熟地半　生地半　虎骨半
獨活半　當归半　肉蓯蓉半　烏藥半
防風半　地龍半　仙灵脾半　大黄半
甘草钱　茯神钱　遠志钱　天冬钱
赤芍钱　白芷半
椿桑槐柳桃枝各一寸長四十九節　麻油五斤
浸諸藥照常法並加入細藥

松香丹　龍骨开　甘草末开　血竭二钱

硫黄二钱　雄黄二钱　沉各开　赤脂二钱

杜珠二钱　狸粉开　樟冰开　木各开

芸各开　陽起石开　净乳各开半　净没药开半

安息各开　射各半　黄占丹

先下黄占松香次下黄丹着老嫩息火待温下佃

药次煎药攪匀如漆濾清下再攪匀下佃药

固真膏　鎮玉池固精通血脈

一下麻油一斤丹　二下粗药十八味

鹿茸一只酥炙　遠志　官桂　川柏
熟地　天冬　麦冬　牛膝
蛇床　兎絲餅　紫梢花　穀精艸
龙骨　川斷　木別　大附子煨用
麵色各二兩　甘艸
三下　杏仁去皮尖二兩　肉蓯蓉二兩酒浸
四下　松香兩　黄丹滚湯淘濾去脚用
五下　雄黄一兩　龙骨一兩　倭硫黄一兩　赤脂一兩　虎骨一兩煨
六下　乳香一兩　沉香一兩　没藥一兩　丁香　為末

七下射香等杜禾等陽起石等爲末

八下炭占半作小塊下鍋

熬法先下甘草同麻油煎三五沸後用粗藥熬黑色濾清渣後下松香以槐柳枝不住手攪滴水成珠離火待温然後雄黃庫骨硫黃赤脂攪又將藥鍋放火上溶開再下乳香沒藥沉香攪勻不住手不使油滚取下離火再下射香起石又攪勻俟滴水成珠離火在紅緞上貼患處

氣疾者貼在前及臍内後腎门於國元陽男

子陰虛百病婦人胎產經事無不神效

損傷膏

生附子十兩 廣三七八兩，油煮入藥 五靈脂八兩，泥洗，去砂炒不油 乾蒜二兩

乾薑二兩 三柰一兩 甘松一兩 川烏四兩

草烏四兩 乾葱一兩 乾韭連根二兩 象皮四兩

射香半 乳香一兩 沒藥二兩 桐油五斤

浸十日煎時下炒丹二斤去渣云滴水成珠入

乳沒射三味次第入藥

拔瘩膏

桃仁兩香油分生猪腦分
白占兩血竭分桐油分
入鍋武火熬腦子去渣下黃丹十四兩熬膏候溫下
胡連錢白芷錢三稜錢歸尾半
硇砂半射香紅花錢莪朮錢
蘇木錢
各為細末入前膏攪勻收貯勿泄氣有塊先用
皮硝煎水洗患處次用姜擦方用帛攤膏貼
後用鞋底炙热熨之五七十遍覺內熱方可癬

即消縮如神

汪益美消痞狗皮膏伊家店影胡古邕傳

大川附子八只 白凤仙根四两 黑危分 麻油廿

木通一两 白术一两 大茨分 殭蚕一两

丹皮三两 川楝肉二两 蜂房一两 元参二两

柴胡二两 蛇壳二两 甘松四两 姜黄二两

又鸡根汁十两 苦参一两 泽兰二两 地鳖虫分

黄防风二两 生地分 银丠六两 防己二两

川芎二两 牛膝二两 红桃仁又两 人指甲六两

木別 二开 白芍 二开 艸烏 二开 地龍 二开

白夕莉 开 元胡索 丹 北辛 丹 杏仁 一开

木香 二开 象皮 开 白蘚皮 一开 芫花 二开

草麻子 二开 牙皂 二开 川斷 丹 狗脊 丹

青皮 开 吳萸 二开 連喬 一开 半夏 二开

川柏 开 只壳 开 全蝎 二开 白芨 开

蘇木 二开 海藻 丹 木瓜 二开 蘄蛇 丹

白芷 开 昆布 丹 烏附 开 五茄皮 丹

羌活 丹 虎骨 十开 紅花 丹 刘寄奴 [illegible]

瑣陽二兩 生首烏二兩 川烏四兩 山甲七分
烏藥一兩 大胡麻一兩 蓽澄茄二兩 獨活一兩
地榆一兩 蟬衣一兩 白斂一兩 蘇葉二兩
鮮商陸四兩 甘草一兩 石菖蒲二兩 吳公二兩
紅豆蔻二兩 五棓一兩 海風藤二兩 仙茆二兩
三稜二兩 秦艽二兩 川萆薢二兩 兩頭尖二兩
丹參三兩 破故帋二兩 骨碎補一兩 五靈脂一兩
桂子皮一兩 廣皮一兩 茵陳一兩 威靈仙二兩
大風子肉四兩 江子肉二兩 鬧楊花二兩 百部二兩

義源號

頭髮兩 荆芥二兩 赤芍一兩 蓬朮二兩

當歸兩 藁本二兩 蒼朮二兩 巴戟肉二兩

南星二兩 杜仲兩

外加 老生薑四兩 葱三斤 蘇合油一斤 漂血丹八十九

阿魏四斤 麻油一百斤 韮菜根十二兩

桑榆桃柳槐枝

另加 細末藥

肉桂兩 洋樟四兩 邉蝎兩 良姜八兩

丁香兩 淨没藥四兩 三柰兩 射香兩

虎骨另蓽撥另乳香䓔麻油

油浸熬枯去渣入丹俟冷入細末藥攪勻

程益美狗皮膏

当歸一两　大黄一两　巴豆肉一两　刘寄奴一两

桃仁一两研　五灵脂半炙以下　只壳一两　狼毒一两

白芥子一两研　商陸一两　急性子一两研　莪术一两

山查一两　木別一两研　丹參一两　草麻子一两

杏仁一两研　阿魏一两研　蒼术一两　麻油五斤

入上藥浸三日熬枯去渣每油一斤入丹一两成膏除下

阿魏五灵脂待冷久再下硝雄黄乳香净没
药各一两半射ゝ下

風氣膏
葱汁　官桂　烏药　红花
蒜汁　乾姜　草烏　當歸
生姜汁　风仙汁
用烧酒浸药片收乾入油麻油熬枯去渣滤清
炒緯丹收膏照旧法

萃芝堂内傷萬應膏　程元大

羌活弍 白术弍 半夏弍 川芎弍

獨活弍 蒼术弍 南星弍 川柏弍

白芷弍 山甲弍 天麻弍 麻黄弍

川烏弍 川椒弍 牛膝弍 大茴弍半

草烏弍 製蚕弍 兩頭尖弍 桂枝弍

木通弍 大蒜頭弍 狗脊弍半 白附子弍

生地弍 石菖蒲弍 桃仁弍 油松節弍

天雄弍 海風藤弍 灵仙弍 蒼耳子弍

升麻弍 地骨皮弍 紫苏弍 老鸛艹一弍

牙皂两　赤芍两半　五茄皮两　落得打两

萆麻十两　当归两　杜仲两　後入細药

丁香两　合油两　净乳香两　排草两

肉桂两　麻油廿斤　三奈两　良姜两

净没药两　甘松两　樟丹八斤炒

青寧斋内傷膏　通貴膀

当归两　羌活两　烏药两　白芷两

申姜两去毛　防風两　川烏两　生川附两

獨活两　麻黄两　荆芥两　蓬术两

灵仙两　木瓜两　生軍两　赤芍两
甘草两　川断两　防巳两　杏仁打两
寄奴两　细地两　三稜两　桂枝两
秦艽两　苏木两　草乌两　红花两
另细药
丁香两　排草五　北辛两　山柰五
合油五　母丁香两　射香两　廣草两
木香两　肉桂五　良姜两　净没药五
麻油十二斤　樟丹四斤八两　鉛粉八两　炒研

痞積膏

水红花　麻黄　浸數日熬膏入丹候好

候冷入射少許攪勻貼之

青選堂內傷膏藥

當歸兩　川芎兩　延胡索兩

艸蔻仁半　川烏半　生地兩　蓬朮兩

三棱兩　五灵脂兩　羌活半　艸烏半

红花半　桃仁兩　赤芍半　烏藥半

山甲半　秦艽半　蘇木半　申姜兩

荔 黄芩 官桂芩 角针芩 防風芩
丹皮千 吴公二条 血竹一國 荆芥芩
麻油二斤 小青油二斤
浸油各常法熬枯去渣下丹收 加细末药
乳净五、芩 射香门卜 松香四两 净没药芩
攪匀

乾坤一氣膏 列 寒嗽跌打暖脐
肉桂两 三稜两 生地两 蓬术两
熟地两 川断两 山甲两 江子肉 两

白附子一钱 赤芍一钱 白芷一钱 木别一钱

白芍一钱 当归一钱 五灵脂一钱 元参一钱

蓖麻仁一钱 阿魏二钱 以下净乳炙一钱半 以下净没药一钱半 以下射香半

麻油五斤 将各药浸春三夏五秋七冬十

大悲膏 廣益

桃仁五分 甘遂一钱 大戟一钱 川朴八分

香附八分 独活八分 白芷八分 川乌一钱

研木别一钱 蛇壳八分 羌活八分 草乌一钱

生地一钱 川連八分 元参八分 莪术一钱

根柳並見前上
北方本五稿並

吴公十条 防風各半 芫花各半 大戟各半
萆麻仁二两研 巴豆肉各半 甲片各半 白杏仁各半
當歸各半 全蝎各半 花粉各半 川柏各半
切片麻油六斤浸五六日 煎枯去渣 加密陀僧四两
飛偉丹三斤丹熬好 攪勻 孕婦忌見

上海萬應寶珍膏
人指甲二两 狗脊四半 甘松二两 赤芍一两
地鱉虫二两 象皮二两 苦參二两 白芷一两
大麻仁二两 鹿茸二对 百部二两 蒼木二两

又鷄根艸乾各 川斷各 虎骨一兩 五茄皮各
乾鳳仙根各 蘄蛇各 三稜一兩 紅花各
五茄皮各 川烏各 牛膝一兩 南星一兩
山甲一兩 甘艸一兩 蟬衣一兩 丹參一兩
青皮一兩 白朮一兩 木瓜一兩 川芎一兩
海藻各 元參一兩 防風一兩 地龍一兩
五靈脂各 澤蘭一兩 薏日二斤 木別一兩
五倍子各 吳萸一兩 巴戟肉一兩 白芨各
大黃一兩 胎髮各 独活一兩 靈仙各

石菖蒲二钱　樗圭一钱　只壳一钱　鲜商陆三钱
海风藤二钱　地榆一钱　补骨脂二钱　乌药一钱
木防己五钱　鼠矢二钱　当归三钱　白蔹一钱
羌活五钱　柴胡二钱　昆布三钱　巴豆二钱
萆薢二钱　连翘一钱　刘寄奴三钱　生地五钱
草麻子五钱　萆撥二钱　芫花二钱　锁阳二钱
片姜黄二钱　桃仁五钱　杜仲三钱　闹杨二钱
羌活五钱　麻黄二钱去节　荆芥二钱　藁本二钱
茵陈一钱　桂枝三钱　苏叶二钱　大风子三钱

芙蓉叶二两 廣皮一两 半夏二两 秦艽一两
蜂房一两 红豆蔻二两 牙皂三两 銀花一两
川柏一两 肉桂十二两 蓬朮二两 杏仁一两
川附子八只 蛇壳一两 北辛一两 白蘚皮一两
生首烏一两 木通二两 全蝎一两 骨碎補一两
丹皮一两 艸烏一两 吴公一两 白又利一两
製蚕一两 元蝴蒙一两 只壳一两 苏木二两
仙茅一两 白芥子二两 鮮商陸一两 香附一两
蓽澄茄一两 韮菜三斤 榆桃柳桑槐枝各等

將各枝絞藥汁用指もの十九節同煎

細末藥十

淨乳香十兩龍骨兩三柰兩人參兩

淨沒藥十兩射香兩陳棕兩良薑兩

血竭兩樟冰兩木香兩丁香兩

合油兩肉桂兩

麻油一百廿兩絲棉十口飛縴丹五六十斤收

煎均六鍋

消痰皂莢化堅膏

皂莢廾白芷分廾麻分秦艽分

麻油五斤

右藥熬枯去渣熬至滴水成珠加偉丹三十両

收膏再下細末藥攪匀

淨乳香　南星　半夏　淨没藥各二廾

為末極細

三奇膏

川荆皮两 白芷二两 石菖蒲二两 川獨活二两

赤芍两 川連半 大黄半 川柏半

金銀花半 花粉半 連喬半 苦參半

貝母半 牛旁半 甲片半 防風半

海風藤半 羌活半 柴胡半 白附半

細辛半 麻黄半 草麻子半 荆芥半

白芨半 白斂半 天麻子半 防已半

千金子半 草烏半 一見毒半 紅花半

當歸錢 姜蚕錢 蘇木錢 半夏錢
鱉甲錢 血餘用肥皂水洗净錢 工黄芪錢
桃仁錢 牙皂錢 大戟錢 牛膝錢
烏藥錢 巴豆錢去殼 全蠍錢 蝟皮錢
甘艸錢 黄芩錢 廣霍 蘆薈錢 蛇退一条佳
蜈蚣三条
右藥五十味各切薄片用香麻油弍伯兩入大鍋
內浸七日夜再入桃柳桑槐枝各二十一段每段
寸許浸大熬至藥色黑枯以细絹或絲棉濾

去渣再入鍋内以文武熬至油滴成珠大約淨油得一百六十兩離火加入當日炒透緯丹八十兩一手执槐木根一手下丹不住手攪匀膏成再入預製研細末藥

淨乳炙 淨没药 上血竭 明雄黄水飛

四味各五錢研極細末攪入油内攪匀再入後十味炙珍

沉香 枟香 栙香炙 以上三味用磁刀磋細晒研篩極細末 麝香研極細末 丁香細末

珍珠豆腐中煮研極细　楓香即芸香要潔白

上肉桂以上八味各半　血珀丹研極细末

無声為度　冰片半

以上十味研和匀徐徐添入油内攪匀再入潮腦

五錢成膏脩合时敬礼懺典更為功無量

熊虎蓋筋膏吴廣蓋方

全熊膏一付　木通　川芎　牛膝

叶乌　嫩鹿茸一对　赤芍　当归

苦参　前胡　白术　全虎骨一付

紅花 秦艽 蒼朮 陳皮
半夏 細生地 桃仁 升麻
豬苓 獨活 杜仲 白杏仁
炙附 遠志 藁本 麻黃
澤瀉 甘草節 茵陳 首烏
知母 銀花 枳殼 白蒺藜
白芷 南星 羌活 荊芥
青皮 青風藤 川柏 霍香
烏藥 元參 益母草 大風子肉料

淡芩錢 桑枝錢 天麻錢 防風錢
北細辛錢半 白蔻錢半 柴胡錢 地榆錢
芫花 大黃錢 五棓二錢半 露蜂房錢半
山梔錢 川連錢 連喬 靈仙錢
巴豆霜錢半 千年健錢半 川斷錢 良薑錢
白斂 戰艾錢 鑽地風錢半 地龍錢半
吉梗錢 薄荷錢 五茄皮錢 兩頭尖一錢
全蠍錢半 白蘚皮錢 象貝一錢 番木別一个
血餘分 蔥鬚分 製蚕錢半 東蔴子分

梅片一两 冰片一两
龍骨二两 麝香一两

鮮羊蹄根汁十二两 獨頭蒜廿四个 乾蟾十四个 蜈蚣四十九条
柳葉 馬齒莧八两 象皮四两 山甲四两
枇葉 槐葉 榆葉 蒼耳子八两
杏柏 楮 椿枝各七寸長七寸
將藥入麻油浸春五夏三秋七冬十 慢火熬枯去
渣 每斤下丹八两 收膏 木棍不住手攪俟冷
後下此細藥
潮腦一两 官桂三两 沒藥一两 木香三两
血竭一两 乳香一两 雄黃一两 海螵蛸一两

為細末攪勻

內府金料金不換膏列

蒼耳子七个 吳公廿條 青皮半 白芨半

桑皮半 川芎半 山藥半 牛膝半

豬苓半 大黃半 柴胡半 麻黃半

川斷半 木通半 殭蠶半 獨活半

黑卮半 銀花半 丸地半 生地半

川烏半 澤瀉半 兩頭尖半 亂髮卉

白芷半 赤芍半 陳皮半 升麻半

石菖蒲半　首烏半　白朮半　五茄皮半

地榆半　甘草半　草烏半　苦參半

元參半　蕪花半　烏藥半　前胡半

只殼半　淡芩半　白蘚皮半　茵陳半

木別半　青風藤半　巴豆半　羌活半

益母草半　吉更半　香附半　良薑半

川柏半　知母半　杏仁半　威靈仙半

藁本半　薄荷半　天麻半　北辛半

防風半　五倍半　半夏半　荊芥半

山甲半 南星半 桃仁半 杜仲半

地骨皮半 當歸半 遠志半 連翹半

蒼术半 大風子半 淨乳香半 淨没药半

桑楝楮槐桃柳五寸長又卅節 共五十六味

先將八十味浸入麻油十二斤内數日煎枯去渣

熬至滴水成珠復秤如油十斤入飛丹五斤收好

再加乳没攪匀隔水浸出火毒内傷按圖貼

之外收口再加

淨没药二半 血竭二半 螵埍二半 赤脂二半

湖脑一钱 煅龙骨三钱 净乳去一钱 冰片一分

黄丹五钱 轻粉一钱

為末掺膏上凡治疮立可止痛生肌

陳靜思膏方

生軍二钱 白芷二钱 當归二钱 川芎二钱

川柏二钱 白蔹钱半 川連二钱 黄芪二钱

淡芩二钱 銀花二钱 蒼术钱半 白斂钱半

山梔二钱 連翹二钱 防風二钱 木鳖廿粒

龟版一两 蜂房一两 荆芥二钱 官桂一钱

二蘆薈 半 乾蟾 一丁 吳蚣 十条 全蠍 十个

苦參 錢半 元參 錢半 生地 錢半 白微 一錢半

花粉 錢半 烏梢蛇 一錢 羌活 錢半 獨活 錢半

芸香 錢半 天麻 錢半 白芍 錢半 白花蛇 錢

蒼耳子 錢半 升麻 錢 地骨皮 一錢 杏仁 半

姜蚕 半 桑白皮 錢 管仲 錢 良姜 錢

丹皮 錢 射香 錢 乳香 錢 淨沒藥 錢

桃仁 半 角針 半 霍香 半 桂朴 半

血竭 半 五靈脂 半 甘草 半 雄黃 半

枯礬平　辰砂平　沉香平　雲母石平
山甲廿片　片腦平　白丁香平　木香平
青黛平　百草霜平　陳石灰平　陀僧另下
兒茶平　蛇含石另研水飛平　麻油　緯丹
先將油浸七日熬枯去渣濾清再熬用桑棍攪
住手攪俟滴水成珠然後入芸香乳沒程松血
竭雄黄辰砂沉香雲母石白丁香百草霜蛇含
石兒茶等末攪勻離火入麝香

京都湧泉膏

大熟地半　天冬半　川斷半　甘草半
大生地半　麥冬半　肉蓯蓉半　附子半
木别子半　遠志半　虎脛骨半　牛膝半
紫梢花半　男髮开　穀精草半　蛇床子半
兔絲子二半　海馬对打　肉桂半　麻油二斤
[illegible]倭硫黄辛　雄黄辛　木香辛　母丁香辛
龍骨辛　陽起石辛　赤石脂辛　淨乳香辛
淨没藥辛
為末入膏

西竺萬應膏 印炳石得之外夷

大風子四兩 牛蒡四兩 番別四兩 蒼耳四兩

獨活三兩 川柏三兩 萆麻四兩 歸身四兩

土參四兩 羌活三兩 花粉三兩 川烏三兩

破故紙三兩 半夏三兩 杜仲三兩 角針三兩

紅花三兩 甘草節二兩 蛇床子四兩 山甲三兩

南星三兩 防風三兩 白芍三兩 白芨三兩

桑寄生三兩 歸尾二兩 陳皮二兩 草烏二兩

白芷二兩 蜂房一斤 白楝皮三兩 姜汁一碗

葱汁一碗 頭髮一两 麻油五斤 緯丹二斤
桃柳桑枣枝各二两
以上浸油内三五日愈久愈妙 連油煎至枯去
渣 至滴水成珠 入丹後加入後末子药
白豆蔻半 净乳香半 净没药半 水片半
木香半 射香钱 丁香三钱 三棱炒半
雄黄半 附子半 合油二两 阿魏三钱
交桂半 攪匀貯鉢内 治内傷筋骨不舒
氣血凝滞 寒湿等症 百發百中

萬靈膏 秦亮川 跌打損傷

川烏 一兩 蜂房 一兩 艸烏 一兩 乾姜 一兩

附子 一兩 烏藥 一兩 南星 一兩 官桂 一兩

良姜 一兩 蛇殼 一兩 桃仁 一兩 天麻子 一兩

瓜蔞子 一兩 血餘 一兩 地別虫 一兩 當歸 一兩

半夏 一兩 頭垢 一斤 治利加粟殼 一兩

牙皂 一兩 虎骨 一兩 急性子 一兩 烏梅 一兩

五倍 一兩 土大黃 一兩 姜葱汁 各十斤 麻油 十斤

猪油 三斤

一常法并用兔丹炒紫色收或用陀僧或用鉛

粉俱炒隨宜而用下細藥

净乳炙丹龍骨丹大黄半射炙半

净没藥丹赤脂丹阿魏半胡椒半

血竭丹

研細末篩細俟冷定方入細末藥

碧天膏魚補元陽壯筋骨潤肌治下元虚冷

勞傷半身不遂疝氣腰脚痠疼時常貼之

男女皆可

川萆薢半　遠志半　杜仲半　蓯蓉半
破故紙半　虎骨（炙）半　甘草半　杞子半
天冬半　生地半　川楝（去核）半　木鱉（去殼）半
蛇床子半　鹿茸半　官桂半　菟絲子半
大附子半　白杏仁半　川斷半　熟地半
牛膝半　肉豆蔻半　穀桂草半　巴戟半
香油一斤分同煎至黑色去渣入後細藥末
黄（炙）丹（研極細）　雄黄　龍骨　赤石脂
硫黄（炙醋三滾再下研炙細）　射（炙）　木（炙）　母丁（炙）　净没药（炙）　乳（炙）

杜蟾酥　陽起石　阿魏　鴉片各等

為細末再並至滴水成珠入黃占手成膏紅

緞子攤貼臍丹田臍腹重者六十日方換黃

占入羊角內泥色煨以白烟盡為度

追風逐濕膏刈筋攣寒濕流注　隔湯燉攤

豨薟草十二兩羌活兩北辛兩麻黃二兩

川烏三兩　葱汁三碗生軍一兩蒼朮一兩

全當歸兩　草麻肉二兩白芷一兩清油斤

浸一宿照常法候滴水成珠入松香一斤四兩再

下淨乳各八兩木六兩胡椒一兩硃砂二兩
白芥子四兩攪勻
化痞膏血先用皮硝斤滾水消化洗患處擦極
乾然後貼膏 水紅花子半 歸尾半
三稜半 莪朮半 赤芍半 大黃半
山甲半 紅花半 桃仁半 川柏半
生地半 官桂半 俱用生者切片
兩頭尖半 甘遂半 番木鼈半 甘草半 用生者切片
麻油一斤 浸藥春七夏五秋十冬十二日方煎之

枯去渣濾清入後末药
净乳香一半净没药一半月石一半工荟一半
硇砂本不多 石脑代之兒茶一半辰砂一钱水片一半
射香一半湖脑一半雄黄一半血竭一半
牛黄一半阿魏一半天竺黄一钱杜[illegible]一钱
轻粉一钱
共為細末下药時不可对罐口埋其傷目封
口埋土中愈久愈好其膏每張重一两病愈
去膏至深者三張重湯燉化攤貼不可見火

萬應跌打損傷膏

大黄半　白芷半　透骨艹半　肉桂半

猴姜半　醒[illegible]艹半　川芎半　当歸半

川断半　刘寄奴半　参三七半　牛膝半

細生地半　元参心半　旱蓮艹半　蘇木半

紅花半　蒼耳子半　威灵仙半　桃仁半

獐丹一斤　麻油三斤　羌活半　五茄皮半

英雄膏　消痞散瘡疽折傷跌打損傷血瘀瘰

應立愈

天雄一只　公英钱　南星钱　归尾钱
青木香钱　艸烏钱　烏药钱　白芷钱
羌活钱　青皮钱　两頭尖钱　元参钱
蓬术钱　三棱钱　大黄开　官桂钱
肉蓯蓉钱　蒼术钱　山甲钱　威灵仙钱
巴豆钱　草麻子钱　急性子钱　蛇床子钱
赤芍钱　血竭钱　瑣陽钱　乾漆钱
川烏钱　辛夷钱　川芎钱　牙皂钱
柽柳钱　元胡索钱　吴茱萸钱　老鴉眼睛草开

桃柳槐枝各尺寸麻油二斤八兩緯丹兩

照常法煎成膏加入細末药

樟冰 血竭 射香 淨没药

淨乳香

如治瘡塊加阿魏 番硇 巴豆霜

內府參茸養元膏天祿

麻油二斤 甘草兩

同煎枯去渣加入後药

生地八兩 麥冬八兩 肉蓯蓉八兩 紫霄花八兩

鹿茸兩 川斷兩 遠志肉兩 穀精艸兩
蛇床子兩 牛膝兩 木別兩 製附子兩
兔絲子兩 鹿骨兩 熟地兩 肉桂半
熬枯去渣濾清丹收再入後藥 後藥各為細末攪入
龍骨半 木香半 鴉片半 倭硫黃半
松香六斤 高麗參半 丁香八 半 黃占七斤
赤石脂半 陽起石半 杜仲半 淨沒藥半
淨乳香半 麝香五分 勿見火隔水燉烊攪用
如意宝珍膏 如日堂

大黄　川烏　紅花　白芷
川斷　川附子　當歸　烏藥
秦艽　狗脊　木防已　川芎
山甲　紫苏木　獨活　次丁
桂枝　桑枝　木瓜　赤芍
甘艸　威灵仙　白芥子　荆芥
羌活　防風　三棱　蓬术
麻黄各兩
陳麻油十斤浸七日熬膏去渣鉛粉煒丹收丹下

细末药

排草　广草　大茴　良姜

三柰各两　甘松　北辛　木香各一两

官桂　辛夷各两　乳香　去净没药各

射香各半

各为细末后下若加肉桂末两　丁香末两　合油两

更炒

万应膏　損庵　万病皆治其效如神

梹榔一两　良姜两　肉桂两　只壳二两　麸炒

貝母二錢 吉梗二錢 生地二錢 米仁二錢
栗皮二錢 瓜蔞二錢 黑附子二錢 防風二錢
川牛膝二錢 馬兜鈴二錢 丁香二錢 草果仁二錢
製川朴二錢 黑丑二錢 淡芩二錢 朴硝二錢
花粉二錢 骨碎補二錢 狼毒二錢 郁李仁二錢
白芨二錢 元參二錢 廣木香二錢 白豆蔻二錢
木瓜葉二錢 川斷二錢 白术二錢 夜合花二錢
淨沒藥二錢 麥冬二錢 川芎二錢 茴香二錢
番別二錢 牙硝二錢 訶子二錢 黄丹二錢

畢澄茄弃 芙花弃 丁乂、皮开 木瓜弃

木通弃 白芷弃 石羔末弃 全蠍开去毒

單姜弃 烏药弃 莪茂弃 大腹皮弃

人参弃另研 射乂、开研 白斂弃 硫黄弃

藿乂、弃 歸身弃 補骨脂弃 蟬衣、开

血竭开研 净乳乂、弃 麻黄弃 長砂开

阿魏开研 片腦、开 雲苓弃 兒茶

四者炒弃 甘艸弃 五味弃 光烏弃

羌活弃 犀角开 連翹弃 熟地弃

前胡二钱 元胡索二钱 煨蓬术二钱 北辛
扁豆 炙附末各二钱 青皮钱 紫胡
吴茱萸二钱 紫苏钱 交桂钱 龙胆草
白附子二钱 独活二钱 升麻二钱 只实二钱
南星二钱 竹茹二钱 光粉研二钱 砂仁二钱
骨皮二钱 自然铜廿斤醋煮三次 藁本煨二钱 赤芍钱
雄黄二钱半 芸面八钱 苍术米泔水浸切片晒干二钱
三棱二钱 五倍钱 远志二钱半 淀青廿斤
川椒酒浸干二钱 硝石钱 侧柏叶钱 制半夏钱

松柏槐柳桃枝每枝各二根長四寸半　独活二两

陈皮另麻油一斤並滚入五枝俟枯去渣入

黄丹桃柳枝不住手攪匀俟里色入芸面次入瀝

青溶化瀘清再入冰片成膏

仙粘膏　跌打虎杯亜接骨七日愈先將鉛粉入

鍋炒至黄红色再入雲仙即研里色两旦大炒老

成膏為度貼瓶內时以姜汁調攤紙上貼患

處一日揭起如未全愈再換新膏即愈

傷骨血不止白金散敷之膏貼

痞塊膏　亦治跌打損傷

當歸　赤芍　肉桂　巴豆

川芎　兩頭尖　艸烏　血竭

山甲　风仙子　草麻　生地

桃仁　红花　牛膝　角針

大黄　胡連　元参　白芷

破故紙　蘇木　羌活　柳枝七寸

艸烏　辛夷　肉蓯蓉　蒼朮

川栢　独活　甘艸　蛇床

蓬术　吴萸　桃枝七寸

若用附子一只去川烏艸烏入麻油四兩煎好臨

用加入细末药攤貼

淨没药一錢　雄黄一錢　番硇一錢　血竭一錢

淨乳香一錢　阿魏一錢　射香一錢　冰片一錢

天竺黄一錢　樟冰一錢

俱為细末入磁確内臨用以五分入膏内攪匀

先以生姜擦貼之半月一換新病用一个久病二个即愈

萬靈柳露膏豫元

川烏半 木別开 白芷半 麻黄半

皂角半 草麻子开 只实半 全蠍半

元参半 花粉半 烏附半 芫花半

艸烏开 蛇壳半 川連半 生地开

防風半 肉桂半 独活半 吴公斜

白杏仁研半 三稜开 大黄开 帰身开半

羌活半 山甲半 川柏半 槟榔半

大戟半 北辛半 莪木开 巴豆半

桃仁半 五倍子半 川柏卞 甘遂开

麻油六斤入藥浸七日煎去渣至滴水成珠陀

僧四兩黃丹二斤四兩熬至不老不嫩放地下

三日隨病攤貼即愈　藥引開後

一偏正頭風左患貼左右患亦然正貼印堂苗掺

條條塞鼻唅咽甘草湯

一諸般腹胃口痛疝疼貼痛處飲甘草湯

一中風癱瘓左貼左右亦然飲甘草湯如痰壅

不省人事清湯送下其痰立下如牙關緊閉

用箸撬開灌送或再作條塞鼻中大有回

生之功

一勞瘵嗽貼俠脊尾閭穴臍上飲甘草湯七

日勞虫不死效瘵貼前心仍服清瘵降火

補劑此膏能攻痛不補虛勿貼

一膨脹氣臌血臌水臌貼臍下丹田勿飲甘草湯

一大小便閉貼臍上飲甘草湯自通如數日不通

危極作丸服小腹用葱汁甘草汁熨勿服

甘草湯

一諸般瘡貼臍上飲甘草湯如發四五次者作

丸早晨服飲熱酒幾杯即止勿飲甘草湯

一各種痢疾炶胃口臍上如三四日不愈作痢用桂元核七枚白痢用荔支核七枚赤白用荔支桂元核各七枚打碎煎湯送丸勿飲甘草湯

一赤白帶下炶臍上飲甘草湯

一難産逆生胞衣不下作丸熱酒送并産之門寸煎甘草湯洗勿飲

一經閉炶臍下飲甘草湯病久〻作丸服小腹甘草末調敷葱汁調勿飲甘草湯

一小兒驚風目翻上氣喘痰壅〻作條塞鼻并貼臍上危極〻作丸服勿飲甘草湯

一小兒諸瘡貼臍上飲甘草湯口瘡貼牙床勿飲甘草湯

一血塊痞貼臍上并貼痞上飲甘草湯壯健人或〻作丸日服便泄矣

一外科各症疔內服外貼勿飲甘草湯背疽各瘍俱貼患處日飲甘草湯或〻作丸服並貼肺愈穴勿飲甘草湯

一濂瘡脚氣針孔反貼工盖以紙繕定每日洗换即愈

一腸風下血遺濁貼臍上飲甘草湯

一跌打損傷閃挫貼患處飲甘草湯

一吐血鼻衄貼兩脚心飲甘草湯

此方屢試屢驗丸丸作丸服豆大七丸滚水下忌穢汚婦人鷄犬生人冲破之類又懷孕未滿月者忌服

參茸養鹿膏

紅花　桃仁　生地　川烏
烏藥　荆芥　赤芍　三稜
蓬术　草烏　防風　羌活
白芷　當归　刘寄奴　灵仙
木瓜　川断　白附子　甘草
大黄　防已　申姜　麻黄各两
麻油十六斤浸透去渣入丹六斤收膏入後藥
射香钱另研　官桂两　辛夷两　大茴两
肉桂两研　合香丹　馬辛草丹　廣草两

丁香弍 小茴弍 桂枝丹 淨乳香十六弍
甘松弍 北辛弍 良姜弍 木香弍 另研
排艸弍 淨沒藥一斤
各為細末入膏內
五本內有三條 洋艸 各弍
損傷膏 刘 跌打傷損筋骨疼勞傷折骱 又
名接骨膏
當歸 防風 蛇虎一条 川芎
黃芩 吳公五条 赤芍 羌活

銀花 連喬 荆芥 川柏
白芷 杜仲 大黄 油松節
管仲 龜版 川烏 山甲
角針 製蚕 陈麻油五斤 獨活
吉梗半 蟬衣 川烏 各两
浸藥並枝入炒丹收加入後藥
淨乳香半 淨沒藥半 樟冰两 杜沐半
四味為末入膏攪勻每張重半再加麝五三
研細掺膏上更妙

神仙金不換萬應膏刻

川芎 陳皮 白芷 生地

黄芩 只殼 熟地 当歸

蒼朮 白朮 川柏 甘草

大黄 川連 里尾 草烏

青皮 烏药 香附 川烏

桑皮 白斂 柴胡 大風子

北辛 貝母 蒼耳子 杏仁

元參 赤芍 薄荷 桔梗

桃仁　五棓子　猪苓　浮萍

天麻　南星　半夏　槀本

升麻　五加皮　地榆　首烏

荆芥　茺蔚子　羌活　青風藤

獨活　苦參　姜蚕　木通

川斷　良姜　茵陈　麻黄

兩頭尖　前胡　巴豆　防風

紅花　山药　白蘚皮　牛膝

灵仙　連翹　杜仲　遠志

芫花　山甲　知母　吴公卄條

桃柳椶楝桑楮榆枝各三十寸

以上七十三味各半用麻油十二斤浸药煎枯去

渣秤油十斤加黄丹四斤熬至滴水成珠入乳没

細药攪匀

净乳炙半　樟冰半　血竭半　輕粉半

净没药半　射炙一下　兒茶半　螵蛸半

冰片一下　煅龍骨半　赤脂半

為細末攪匀攤用不必用大薰重冰射多尤妙

一勞傷筋骨痛腿脚痿軟貼膏肓穴背俞三里穴

一癱瘓手足麻木貼兩肩兩曲池穴

一遺泄女人帶下經不調血崩貼兩關元穴

一痰喘氣急咳嗽貼肺俞華蓋膻中穴

一赤白利貼丹田穴

一瘧疾貼臂男左女右

一腰痛貼命門穴

一走氣貼兩章門穴

一寒濕脚氣貼兩三里穴

一疝氣貼中脘穴

一廉瘡瘰癧楊梅結毒及一切無名腫毒惡

塊初起跌打損傷不必尋穴各貼患處

固本養元膏　疝氣陽痿腰膝痛

生地酒洗　熟地酒洗　蓯蓉甘草製　酒洗遠志肉半　穀精艸半

兔絲子酒洗　麦冬半　杜仲半　木別仁半　紫稍花半　附子半

鹿茸半　川斷半　虎骨半　蛇床半

麻油一斤再浸一宿熬入甘草再熬膏以

煮招〻再飛丹再收〻入下細葯

次下青花半　肉桂末半　龍骨末半　倭硫黃半

赤脂半

又次下 淨乳香半 沉香末半 母丁香半 木香半

又次下 陽起石半 射香卩下 杜琢半 鴉片半

又次下 茨占开

並將入水中浸三四日每用半て之緞攤貼一月再換

阿魏百雪膏 療氣穴溫停滯肌膚經絡隧

道或發塊或癥塞為痛藥石難效者

当归开 防風开 肉桂开 木別仁半 九立

川芎开 白芷开 萆麻仁ヨサ立 巴豆仁四半 九立

山甲半八斤 槐柳枝各廿寸 麻油二斤四兩

浸三日期熬枯去渣再蒸汁淨油二斤次第下後

細藥以飛丹廿一斤漸漸入冷收入後藥

阿魏一兩 用葱汁軟化攪勻再加後藥

淨乳香一兩 血竭一兩 肉桂半 附子半

淨沒藥一兩 射五千

研極細末漸漸攪入令勻收貯磁罐內封固取

用後仍封固凡用先以水姜擦用方貼

克堅膏

木別 甘草 當歸 山甲
川烏 甘遂 八兩 麻油一斤
熬枯去渣用慢火次下黄丹八兩滴水成珠離火
加細藥
番硇錢 射香錢 上荟錢 阿魏錢
皮硝錢 水紅花子錢 月石錢
為末入內攪勻攤貼先以皮硝洗肌方貼癖
處處三日後覺肚內疼四五日發痒糞內有
膿血之物是其驗也

內傷膏　內傷腰足疼楚之流注在膝風痺

湿熱流絡

毛角二兩　申姜二兩去毛　烏葯分　秦艽二兩

商陸三兩　紅花一兩　全歸一兩半　老鸛艹二兩

虎骨三兩酥炙　木瓜一兩　雞鄉艹三兩　官桂二兩

麻油十斤浸葯廿一日煎枯去渣濾清離火入

飛丹六斤收成膏再入

肉桂二兩　淨乳香二兩　淨沒葯二兩　射香、半

攪勻紅布攤貼或用青布

虎鹿膏 治新旧痞氣諸風流注疼痛壯年

虚而無嗣貼丹田併貼心處

归身 白附子 川断 赤芍

木別 白芷 生地 虎脛骨

山甲 三稜 巴豆 草麻仁

熟地 莪术 肉桂 五灵脂

鹿茸 元參 穀精珠 肉豆蔻各两

麻油五斤浸春三夏廿秋七冬十熬枯濾清淨

油一斤入炒丹十八两槐枝攪匀取下徐下阿

麪二兩　淨乳香　沒藥各五錢　射香三錢　攪勻乘熱以紙攤貼如神

內廷白玉膏　專治疔瘡瘰癧發背對口多年臁瘡一切無名腫毒呼膿拔毒生肌收口無不神妙

巴豆肉二兩　萆麻子二兩　大蝦蟇一個一斤或以上者

活大鯽魚二尾佳兩尾一雌一雄整用忌用刀每重約廿兩以上者

鉛粉十兩研篩　乳香八錢以入　土木鱉一雌一雄以尖者為雄去油為末收下

先將麻油一斤四兩入鍋內傾入巴豆肉草麻仁熬枯入蜈蚣鯽魚熬枯去渣將油濾清徐徐篩入鉛粉用槐枝攪勻微火略熬數沸者揩拭有粘意即離火加乳末木別如太老加麻油二三兩微火略熬數沸攪勻製此膏忌用鐵器如貼臁瘡先以苦參一兩用雄猪胆一个洗拭干貼膏此方出自內廷紹興馮木長得之歷有奇效

白玉膏 華田 治一切瘡疖日久頑瘡

草蔴肉十二两 鯽魚■斤 巴豆肉廿两 槐柳枝廿

麻油廿斤 熬膏 鉛粉緯丹收

五毒白玉膏 刘春塘夫子

活鯽魚一斤 大蝦蟆七只 射香八分 吴公十四条

江子肉四两 大全蠍廿个 草麻肉四两 杜許半 研

麻油五斤 鉛粉二斤半收

京都楊梅竹斜街陕家白玉鯽魚膏

專治無名腫毒、一切瘡癤拔毒完口奇驗

牛蹄甲两 山甲两 生南星两 地丁艸一两半

赤芍开 馬前子开 白及开 雄猪蹄甲廿个

江子肉早 商陸开 大黄孖 全當歸开

大生地开 元參弄 合歡皮开 羊角三兩

萆麻仁去殼弄

千兩重鯽魚一条 麻油三斤 熬枯去渣滴水成珠

俟溫每油一斤下鉛粉八兩收

白玉膏 一切瘡癤日久頑瘡

白芷早 甘草早 煅甘石早 淨乳香早

三柰早 樟冰早 北辛早 五灵脂早

兒茶錢 淨没藥錢 象皮錢 冰片分

射香分 歸尾錢 白占錢 銀硃十兩

麻油二斤

同芷艾五靈辛柰歸熬枯去渣濾清加白占松香

象皮再熬不住手攪匀滴水成珠加銀硃俟冷

取出少停入甘石樟冰乳没兒茶再入冰片射香

攪匀待冷傾出大毒

白玉膏

草麻子兩 江子肉兩 葱汁一斤半 麻油一斤半

蓝枯去渣滤清入

松香一斤 炼甘石四两 铅粉四两 收膏

白玉膏 惠庄

川乌开 草乌开 番别开 山茨菇开

白芨开 白敛开 白芷开 巴豆开半

萆麻肉开半 蜒蚰口条 鲫鱼一斤 麻油二斤开

桑榆槐柳枝 蓝枯去渣入

胡粉开 土贝开半 象皮开半 净乳香半

净没药半

白玉象皮膏 蕙莊

象皮錢 淨沒药錢 血竭錢 龍骨二錢

淨乳香錢 甘石半 地黄开 川柏开

先將地柏二味同麻油熬枯濾清以上六味共研

細末麻油一斤漸粉弃又入

松香弃 各药收在内

白膏药 一切疮同毒瘡不收口

童便三炭煆焠石甘开水龍骨开數百年水中石灰船底者不拘

淨沒药半 川連半 煆龍骨半 官粉不

射香五分 冰片千 净乳香半 雄粉辛

黄占开 白蠟开

共为细末用公猪油四斤熬油去渣入黄白占溶

化略冷入药末攪匀成膏任用若硬加些油

白玉鯽魚膏 一切

土苓开 土贝开 白芷开 象皮切 开

巴豆肉研开 蓖麻仁研开 歸尾开 五灵芝开

鯽魚二条约每斤 麻油三斤

同油并好去渣再熬至滴水成珠再下细药

甘松錢　三奈錢　北辛錢　松香六兩

白芷錢　滴乳香錢

切片為末，離火入鉛粉攪勻，又將甘石錢，再用文

火煨熟，再入樟冰錢，再入冰射

白玉膏方

甘草錢　甘芷錢　當歸錢　蒼朮錢

川柏錢　麻油三斤

並將去渣，不可老，俟溫入細藥

鉛粉錢半　製甘石錢半　白芷錢半　輕粉錢

各研入前油内不必再熬

白玉膏 刘五本

江子肉 弁 鲫鱼 二条 草麻仁 四两 甘卄末 半

麻油 五斤 水粉 五斤 虾蟆 二只

先下鱼次虾蟆再入二仁

白玉膏 鱼臁疮 坐板疮

乳香 半 珍珠 一钱 狗骨 一钱 血余炭 半 男者

甘石 半 川连 半 当归 半 麻油 两

為末将油熬至滴水成珠入药

又一方

江子肉十斤 鯽魚一斤 蓖麻仁十斤 炸焦 七八日合熬

麻油三斤 水粉四斤 淨乳五斗

先下魚，次下，炸焦，再入二仁

神效白玉膏 廉瘡

炉甘石斤 水片下 升片斗

猪油去膜打膏

白玉神效拔毒生肌膏 治風爛腿立效如神

白占三斤 製甘石斗 杭粉斗 葯珠斗

西黄半 西珀末分半 銀朱半 乳香丹

珠子二分半 雄黄半 辰砂半 没药丹

瀝青一斤 銅綠半 兒茶丹 製松香兩

酌用草麻仁打膏忌火

神異膏 專 臁瘡馬咬窠并一切風濕瘡

銀硃 銅綠 草麻仁 松香

打成膏

千槌膏 臁瘡

嫩松香丹 銅綠二半 枯凡分半

打時槌上，祿桐油少許一氣打成

千槌膏　魚

乳香一兩半　没藥一兩半　松香一斤　草麻肉一斤

銅綠半

打千下，攤用

風痰膏　痰核

草麻肉半　南星半　半夏半　乳香半

没藥半　銀硃五錢　葱汁煮松香一斤

打膏，看老嫩，將草麻增减

終

賽金膏刻廉瘡

銲丹兩　黃占兩　香油半

熬膏先以椒湯洗之拭干

千捶膏

千捶膏

松香丹淨沒藥半杏仁各廿粒

淨乳香半桃仁各廿粒萆麻肉丹

為末桃杏麻仁打膏攤貼

刘千槌膏

土木别肉半

白杏仁半

打千下

萬应千槌膏治癰疽

白杏仁卆十立 楓子肉去皮卆十立 土别肉去皮五十立 千金子肉百立

桃仁去皮尖七十立

一草麻肉三百粒先打爛入以药拌匀以上药要白净

油者不用

猪油半

將末化入油占內夾紙膏內貼之

湿毒白玉膏刻

童便煅甘石斤川柏兩川連半淡苓兩

三味並汁去渣淬煅甘石收入乾再煅白研細

麻油一斤熬成珠入猪油斤白占兩鉛粉斤

收入冰片半甘石輕粉各半

生肌白玉膏

白芷斤象皮兩五倍兩木鱉兩

共研末茶油一斤四两当归五两浸三日熬滤渣下

鈆粉井熟猪油四两黄占两化煨火将粉煨熟

再入末药

樟冰两血竭两儿茶半白腊两

乳香两没药两孔陈石灰井猪胆浸晒干和匀

白玉膏

白占三两龙骨三两三煅炉甘石四两鈆粉五两

珠子钱

猪油调涂油纸盖紮好五日一换甚丁茶洗

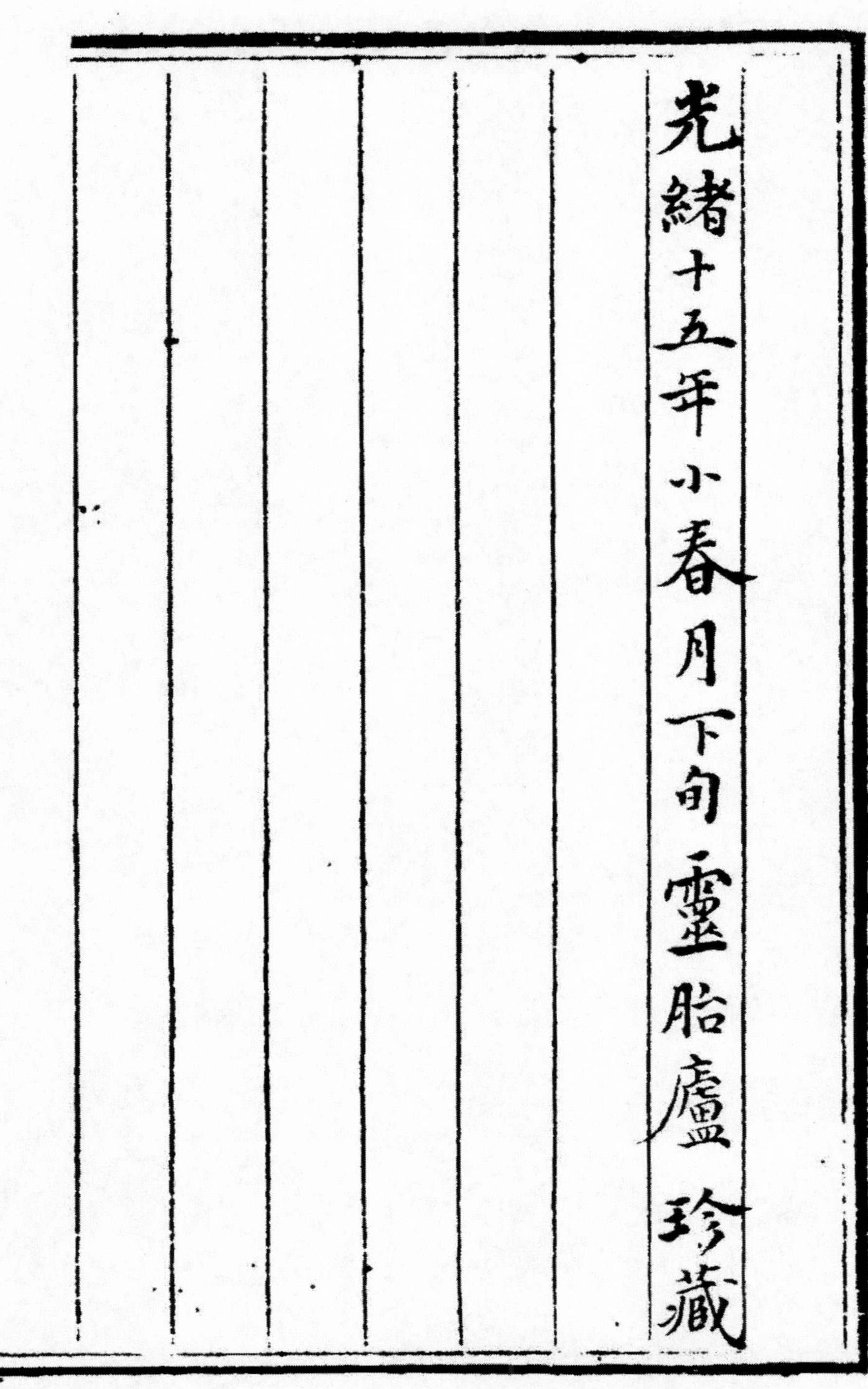

光緒十五年小春月下旬靈胎廬珍藏

杜氏外瘍節要不分卷

〔清〕杜雲門撰

稿本

杜氏外瘍節要不分卷

本書爲中醫外科專著。杜雲門，清乾隆間無錫名醫，外科『心得派』代表人物高秉鈞曾從其學。本書爲杜氏唯一傳世之作。全書不分卷，第一册主要論述外科總論及各種病證的論治；第二册闡明病位與藥物的歸經、灸刺針烙等外治法以及各種常用外敷藥物的組成、炮製，并繪有插圖以標明各種癰疽瘡瘍病位，附有内服外治方藥；第三、四册輯録外科常用方和秘傳方的組成及煎煮、使用方法。全書共載方三百八十餘首，精簡而實用。

杜氏外瘍節要

杜雲門先生著

外科總論

夫人一身以氣血為主然氣與血有多寡之異學者不可不知訣云多血多氣經須記手經大腸足經胃多氣少血有六經三焦胆腎心脾肺多血少氣心胞絡膀胱小腸肝足異故丹溪主癰疽當分經絡論云惟少陽之癰疽理宜預防以其多氣少血肌肉難長瘡久不合終成死候若用驅毒利藥以伐陰分之血禍不旋踵丸毒起於伏兎髀髃背五臟俞項上腦起鬓顋八處皆足以傷生背上九處不可患癰生一髮際處去枕又處舌本生二頭項部生三第三椎處當骨生四第四椎下五臟生五肺俞生六脾肝俞生七

背俞穴八以心对鳩尾穴九鳩尾骨穴正面六處亦不可患癰生
一喉骨為垂膺穴二胸為神舍穴三心鳩尾穴四兩乳穴五臍
中為神闕穴六臍下二寸為腸屋間此外若生於迎香童子髎
之間者犹為咽緊生於兩迎髮際穴者亦有核當服祛風平肝為
治生於腦心者四边腫赤連耳項急治　膿乃注頭中而出血迸
痰起立於不治生於腰以者瘡頭向上瘡尾向下形如蜂窠乃反
証也燃腫者宜托裡散防毒攻心若痰[illegible]背或流入兩肩亦不治
生於腦以對口者名曰夭疽形狀大而色紫黑不急治必入淵腋
前傷任脈內熏肝肺十餘日而死生耳後一寸三分名曰銳毒宜服

降火化痰消腫托裡之藥外敷藥加南星半夏凡其毒上壅連頤穿口必至穿喉而死他形因形而異其名凡腫高而軟者發於血脈腫下而堅者發於筋脈肉色不變者發於附骨須察瘡形之寬其分別而用藥陽中之陰外雖紅腫收指重按指下微白陰中之陽外雖白收指重按指下微紅若陰中之陰外雖白裡亦白亦有寒極而生其反紅者尤不可不深察之也

水涓子曰癰疽瘡瘍須順時候春夏為正緣天氣温和肌肉緩慢而緩故易治秋冬發者春方時先有發泄其毒過一陰生以再有伏毒至秋冬又因房慾食毒而發初覺微小數日間漸至腫大疼

不可忍先眷臟氣令实次服托裏排膿消毒去積之药内托温平不可用太寒凉劑以致氣滯而不流，營衛反不通調，外敷貼則用温凉引膿透毒為主，其患漸安，若用凉藥反逼毒氣入内矣。大抵治癰疽之法，始終必以調理脾胃為主，若脾胃不傷，臟腑咸有所宰，氣血凝結者日藥自散，膿癰已成者日藥自潰，肌肉將死者日藥自生，肌肉已死者日藥自腐，死肉已潰者日藥自斂。若治此攻於瘡，不以脾胃為主，若脾胃一虚，變症蜂起，其不止於危亡者幾稀矣。

又曰：臟腑腸胃生内瘡内疽，隱而不見者，非脈無以辨之，凡診此

人迎脉洪细乃气逆胃口则知当发为痈疮也洪数脓已成矣迟而带紧脓虽未成已有瘀血宜急下之不尔邪毒内攻肠胃腐烂卒不可救又有右寸滑数而实则为肺痈必呼吸不利胸膈胀满咳吐脓血气败而死则为肺痿闭肺遏气则为肠痈生验於外者中府乳上三肋隐隐痛者肺痈巨阙心坎下一寸隐隐痛者心痈箕门大腿内股隐隐痛者肝痈章门胁肋对脐上三寸隐隐痛者脾痈京门脘胃胁肋下隐隐痛者肾痈中脘脐上四寸隐隐痛者胃痈天枢平脐旁三寸隐隐痛者大肠痈丹田脐下二寸隐隐痛者三焦痈关元脐下三寸隐隐痛者小肠痈又谓膀胱脐皮肉俱觉微痛微肿者非知此未有不误者

疔瘡論治

瘡瘍爲害之速莫甚於疔然生初起之時如一小瘡按之如釘在内或麻或痒非如癰疽之腫痛雖然有形可識故患者忽之兼以不避帷幔不戒厚味由是而毒入於内每致不救此症多生頭面四肢發黃泡中或紫黑必先癢後痛先寒後熱四肢沉重心悸眼花即其候也若生於唇面口内其紅絲入於喉生於手其紅絲入於心生於足其紅絲入於臍頃刻之間死不旋踵千金方載疔毒有十三種然皆不外藏府所蘊之熱毒也

黃連解毒方　黃連　黃芩　黃柏　山梔　甘草　牛蒡　連翹

黄連解毒湯　黄柏　山梔　甘草共連翹内熱口渴用黄芩更加牛蒡疔毒消

鼻疔方　地丁　甲片　甘草　連翹　角刺　黄芩　桔梗　姜蚕　銀花　山梔　甘草　丹皮

鼻疔方用地丁花甲刺連翹桔梗功黄芩銀花姜蚕草山梔丹皮妙法通毒火盛用犀角地黄湯犀角不鮮生地朱赤芍药丹皮亦加地丁草亦銀花亦甘草人中黄亦連翹亦牛蒡子亦若大便結實大黄亦可加入用引手足上用桑枝木在口鼻上用馬勃不善痊不

外治四聖散

射香三分　冰片三分　雄黄一錢　蜈蚣一錢去頭足　共研細末置膏藥上貼之

飛龍奪命丹　專治疔毒癰疽發背一切無名腫毒服之未成

將成之疾皆可消除

蟾酥酒化一錢　乳香一錢去油　雄黄二錢　膽礬一錢　射香一錢　銅綠一錢　輕粉一錢　冰片一錢

寒水石一錢　辰砂一錢　血竭一錢　蜈蚣一條去頭足　共為末用蝸牛二十個和藥打

爛少入飛麵為丸每服三丸以葱白頭湯送下取汗便佳

消疔神效方　未成即消已成即收功甚速

草麻肉五錢　靈磁石一錢生研　乳香二錢去油　沒藥二錢去油　冬丹一錢　瀝青一兩　雄黄二錢　各研

細末然後下草麻肉打和加銀珠下去

初起通用方　此方不論何症均可服

大力子二錢薄荷二錢連翹二錢地丁二錢銀花二錢甘草八分黑山梔二錢黄芩一錢桔梗一錢白芷一錢陳皮一錢赤芍二錢加竹叶廿片灯心廿寸荆芥亦可加入

紅絲疔論治

凡手足間有黄泡其中忽紫黑即紅絲一條身上而走攻至心腹則令人昏亂不救亦有紅絲二三條者其形亦疔毒猶之乎釘根在肉乃因過喜大怒氣血逆行所致急用銀針於紅絲所到之處刺出惡血嚼浮萍草敷之立愈內服黄連解毒湯

瘰癧論治

瘭疽一名蛇瘴烟瘴地方多有之先作寒而發向四肢若牛蚤黑硬小者如粟如荳大者如李如梅甚者其處或臂或臀或手足或口齒或肚腹等處色點點常有赤有黑有青白根深入肌肉毒血流注貫串筋脈出血極多肉爛見骨令人狂言但毒氣流注所至之處即宜緊繫之若自手背而走至於心自足背而走至於臂均爲不治以毒氣入心腹令人煩躁悶亂昏悶或瘡出清水纖汁者皆屬極也主藥可救痛入於心者先突出於外皆亦先治宜宣毒行血次用清心行血或服蠟礬丸入射香少許合服送下外用荊芥白芷川椒葱白煎湯入鹽少許自手背上盪下一日三次可

以見愈此瘡識此罕有生紅丝流行有数疔瘡及血風瘡學此宜細也

心瘡論治

心瘡黄胸乳之间名井疽初起如豆大急宜调治心虫盛此疎導心火丕则不救小便澁此清心散内加天花粉瞿麦木通大便秘此清凉條若不早治毒入腸中十日而死甚為险恶

清心散　木通　赤苓　赤芍　麦冬　生地　知母　甘草　花粉　瞿麦　遠志

心瘡小便秘木通用苓芍赤麦门冬生地遠志知母加入花粉瞿麦汁

清凉飲　大黄　當归　甘草　赤芍

清涼飲用大黄歸艸甘赤芍与倍之心癰焮熱或疼痛二便閉澁脉之推

肺癰論治

肺居至高之分而外主乎皮毛若人不慎起居不節飲食以致外傷風寒內傷　陰火薰蒸肺癰所由起也亦有肺因痿而火爍甚肺脹為膿血成癰者其候惡風咳嗽鼻塞項强胸脇脹滿咽燥作渴呼吸不利甚則四肢微腫咳吐膿血其氣腥臭入水則沉胸中隱隱微痛右寸脉滑數而實者肺癰也若所吐止是涎沫而无膿血其脉雖數而虛則為肺痿

治肺癰四方

肺癰初起湯前胡葶藶蘇子杏仁俱桔梗橘紅川貝甘桑白皮同薏米於肺癰成後生綿芪桔梗川貝與陈皮金銀花用枇杷叶麦冬甘草苡仁依肺癰收功五味子沙參白芨共為茯苓黄芪百合桔梗香元米苡米冲肺癰氣喘杏仁功生地牛膝百合同為劑麦冬青鉛引玉竹亦在此方中

胃脘癰論治

聖濟總錄云胃脘癰由寒氣隔陽熱聚胃口寒熱不調血肉腐壞氣逆於胃故胃脈沉細陽氣不得上升人迎熱甚令人寒熱如瘧身皮甲錯或咳嗽或嘔膿吐血若脈洪數膿已成也急用排膿之

劑脉遲緊屬瘀血也急當議下否則毒氣内攻腸胃併腐爲害不淺但此症不比肺癰可認若不嘔膿血未免有誤者

胃脘癰二方

胃脘癰起用药消蔞仁半夏射干倪白芷穀芽知母薏苡白為引

廣皮調胃脘癰成角刺當廣皮白芷蔞仁宜知母射干薏苡枳壳谷芽厚朴竹相依

腸癰論治

孫真人云腸癰為病小腹重强按之則痛小便如淋時時汗出復惡寒身皮甲錯腹皮急如鼓狀甚者腹脹大轉側有水聲或繞臍

生瘡或膿從臍出或從大便下因內逢氣腸裡癰並小便腹硬痛
脉遲緊者未有膿也用大黃下之或秦艽連翹等藥脉芤澁者用
桃仁紅花延胡木香之品小腹軟痛脉洪數者已有膿也用苡仁
桃仁瓜蔞仁等藥小腹疼痛小便不利膿壅滯也用丹皮桃仁苡
仁當歸木香並大便臍間出膿者不治

小腸癰五方

小腸癰趨流溺消白芷丹參烏藥銀花牛七木瓜并小茴苡米桂枝自然汁
小腸從癰室逕暨香附牛七木瓜宜歸尾木通茴赤芍苡米萆薢角刺依
郁李仁同冬瓜子丹參枳實錦黃芪麦冬廣皮赤苓卄大腸癰背毒仁宜

大腸癰成李郁仁山甲角刺黃芪迎銀花白芷連枳實廣皮丹參治安寧

琥珀姜蠶山甲同丸用郁李仁打和皂角刺煎湯送下腸癰留毒自然通

頸癰論治

頸門癰屬太陽經風熱由臟腑陰陽不調熱毒上壅而成宜活命

飲內加芩連翹甘托裡散內加羌活脈大神昏二便皆閉不治

頸門癰二方

仙人活命飲防風花粉銀花甘草同赤芍片甲當歸尾陳皮白芷

貝母逢角刺再加乳沒煮另研乳沒和勻中　托裡散中用參芪

白芍當歸朮陳皮地黃須熟茯苓用氣血虛瘍服之奇

額疽論治

額疽屬陽明胃中積熱宜仙人活命飲加升麻桔梗羌活藥老弱人用托裡散潰爛髓出不死

太陽疽論治

兩太陽生疽名腦昔亦名勇疽屬之陽明胃經實熱併作面目浮腫用活命飲加升麻桔梗潰爛出腦不死

鬢疽論治

鬢疽屬手少陽三焦相火是經少血多氣尤忌見膿不可妄施針灸薛新甫云鬢疽由於肝胆二經怒火或風熱血虛所致初起丸

虫蛟瘡癬痛腫難見，即為鬢疽。發熱口渴者用柴胡清肝散。腫高痛甚，仙人活命飲。大勢已定，餘毒未除，以參朮歸芪為主，佐以川芎、白芷、銀花、連翹。成膿，膿成，仍用芪參等藥托而潰，潰之生肌收斂。脾虛者六味丸，血虛者四物湯加參芪，氣虛者補中益氣湯。

鬢疽應用方

柴胡清肝散　川芎　牛蒡　白芍　天花粉　當歸　甘草　黃芩　連翹　梔子　桔梗　地黃　防風

六味丸　大熟地　茯苓　丹皮　澤瀉　淮山藥　山萸肉

補中益氣湯　人參　甘草　黃芪　當歸　白朮　姜棗　陳皮　升麻　柴胡

四物湯　大熟地　白芍　當歸　川芎

左右髮際初如粟粒頭白肉赤痛如錐刺此病多生婦人丈夫少見抬因風濕上攻所致膿出無妨宜防風通聖散及奪命丹汗之

防風通聖散 防風通聖大黃硝 荆芥麻黃梔芍翹 甘桔芎歸滑石 薄荷芩朮力偏饒 表裡交攻陽熱盛 外科瘍毒總能消

癞頭瘡濕熱所致用防風通聖散松脂膏敷

松脂膏 松脂二兩 黃柏七錢 黃芩二錢 苦參一兩 坑床土三錢 大黃五錢 枯白礬 水銀三錢 鉛粉三錢 各研細末用豬油調搽瘡上立愈

腦疽論治

腦疽屬足太陽膀胱積熱或濕毒上壅或腎水虧損陰精消涸初起腫痛煩渴飲冷脈洪數有力皆屬濕熱用黃連解毒湯若陰虛火熾而致者漫腫微痛渴不飲冷脈洪數無力用六味丸並用補

中益氣湯或不日成膿不腐爛陽氣虛也用四君子湯加當歸黃芪不生肌不收斂脾氣虛也十全大補湯

腦疽二方

頭腦生疽用黃芪當歸砂仁丹廣皮生地銀花赤芍草元參焦术人參依　黃芪茯神首烏同甘草銀花廣皮陳砂仁丹皮併當歸

腦疽收潰人參沖

面瘍論治

面瘡有生於左右眉稜或生眉心中名面風毒屬太陽膀胱經風熱壅結陰陽相漬而生用飛龍丹汁之或黑色甚痛或麻木或痒

寒熱併作生疔地各立方法

鼻柱上生疽屬手太陰肺經風熱及上焦積火所成用仙人活命飲加梔子薄荷木通

髮髭在鼻下人中兩邊因搞毒入風而結屬足陽明胃經用藥同上地角上生疽名髭毒屬足陽明經風熱用活命飲加連翹桔梗山梔之類

顴骨疽屬上焦陽明經積火亦服活命飲加升麻桔梗葛根類腮疽屬陽明胃經先服活命飲加升麻桔梗後服黃連解毒湯

腮腫生毒發於肌肉浮而不着骨名曰痄腮過於下則為顋發屬之陽明過於耳後又屬少陽膽因熱毒上攻所致急用活命飲加

元參黄芩黄連若老弱人宜用十全大補湯及托裡散

面游風毒因積熱所致或多食辛辣厚味及炙煿之蓋屬陽明經

用黄連解毒湯加薄荷及活命飲加升麻桔梗

面游風方

此方專治面游風白芷姜蠶甘草同附子用白天麻熟苦參甘菊在方中

祛風白芷散 專治面上風癬瘡毒 白芷錢 黄連錢 黄柏錢 黄柏錢 芎丹錢 茯苓錢 皮硝錢 共爲末香油調搽

消毒散 專治面瘡赤腫游風等症 蒼术錢 五倍子錢 共爲細末 醋調搽或香油

耳背論治

耳輪生瘡名耳背疽屬於少陽三焦內經曰耳屬腎之外候又曰

腎通竅於耳又曰心通竅於耳故耳瘡之發必當審其經之所自中氣虛者補中益氣湯厥陰肝經血虛風熱或肝經燥火風熱皆能致耳生瘡必內熱癢痛用柴胡清肝散或逍遥散若寒熱作痛屬肝經風熱用小柴胡湯加山梔川芎若內熱口渴屬腎經虛火用六味丸加五倍子柴胡若發熱焮痛屬少陽厥陰風熱用調經八味散耳中生毒皆足少陰手少陽二經風熱上壅所致其症有五曰停耳四耳濕常流黄色膿水曰耳風毒常出紅膿曰纏耳出白膿曰耳疳生瘡臭穢曰震耳耳內虛鳴時出清膿雖名有五其源則一又有耳蕈耳痔不作膿亦不寒熱外無癰腫但耳塞不通

今人耳聾用活命飲加升麻黄連桔梗治之若實熱間作內外紅腫疼痛日增者為耳癰用活命飲加升麻桔梗治之亦有實熱大作痛不可忍者疔也以疔毒治之方見前頁治耳聾用烏龍散加雄黄連翹飲之

逍遥散 柴胡 當歸 白芍 白术 薄荷 茯苓 丹参 栀子

小柴胡湯 柴胡 半夏 人参 甘草 黄芩 姜 枣

耳漿方

調經八味丸 即逍遥散加丹参栀子

烏龍散

口瘡口疳論治

凡口中生瘡皆由臟腑之熱故肝熱則口酸心熱則口苦脾熱則口[illegible]肺熱則口辣腎熱則口鹹胃熱則口淡若深蓄不決肝移熱於膽亦口苦脾胃氣弱木乘土位亦口酸膀胱移熱於小腸膈腸不便上為口糜生瘡潰爛傷寒狐惑虫蝕其臟上唇生瘡虫蝕其肛下唇生瘡皆臟腑之病未嘗不應諸口故凡口生瘡此皆病之標也治此當推其本末焉然不外五味之異以察五臟之屬若服寒涼而不愈乃中焦土虛相火衝上無制用理中湯甚則加附子此從治之法術也

理中湯　理中湯主理中鄉　甘草人参术黑姜
嘔利腹痛陰寒甚　或加附子總扶陽　参草术補土之君　黑姜散寒之標

穿牙毒論治

穿牙毒肝胃二經之毒火用鹽水炒黄柏知母可愈若牙宣出血胃熱洪熾用白虎湯加減可也

方歌　穿牙毒用草木通黄柏知母生地同石膏桔梗羚羊角肝胃火甚此為宗　又有一方犀角通羚羊生地升麦冬紅花赤苓同一劑石羔甘草治牙中

牙疳論治

牙疳乃陽明濕熱風熱亦有之故方中用香附散胃家之熱大用

於朮燥脾家之濕熱有流膝骨瘍用大寒大熱之藥俱不的中惟
用溫平補腎之劑最為穩當而歸芍料尤為宜合

牙瘡三方

牙瘡方內有黃芪於朮石斛炒堪寄茯苓香附并鱉甲陽明濕火
此能堅　牙瘡初起須麥冬牛蒡子與銀花同生地山梔丹皮炒
白芷連翹赤芍功　牙瘡骨腐（方）便奇熟地中萬用黃芪山藥丹皮
并英固茯苓白芍總相宜

珠珀犀角膏　治咽喉口舌生瘡

珠珀五犀角五辰砂五茯神五人參五棗仁五加冰片三分

共研細末蜜丸用麥冬湯送下

青黛散 治口舌生瘡 青黛一分 硼砂一錢 冰片一分 薄荷五分 共為細末乾摻

陰華散 治走馬牙疳 煅人中白五分 淘淨銅綠二分 冰片二分 共為末摻之

咽喉論治

人之咽喉名曰吸門又謂會厭其然腫痛水漿不入呼吸不通死在須臾識為急症經曰一陰一陽結謂之喉痹一陰即手足厥陰一陽即手足少陽四經皆有相火元氣一虛相火隨熾沖逆於上危症乃作經曰一水不能制五火凡七情五慾味勞役皆足以起本臟之火故謂之五火

咽喉症五方

喉蛾初起黑山梔桔梗連翹犀角施山豆根同銀花草麦冬生地元参依脉数大盛薑蚕渴加上川連不可離　石蛾生在喉間中元参桔梗茯神同遠志玉竹金斛草丹地銀花生地冬煎至二碗去渣淨再加薄荷貝母沖橘紅還須牡礪粉入下煉蜜收成功　生地桔梗与二冬元参白芍茯神功丹皮甲姜橘紅入蜜丸亦治石蛾風　右側生塊是陰虛月石二冬生地宜丹分風硝併冰片薄荷川貝元参依泡切芙連相成劑蜜丸含化莫大也　右邊生泡方白芷連翹麦冬与山梔銀花生地蒲黄切川連元参一劑施

斬關丸　治咽喉腫痛兼治口舌生瘡

薄荷葉三　元參三　硼砂二　風化硝三　石羔三　山豆根三　桔梗三

甘中黄卜　冰片下　共為細末　生蜜為丸　如黄大　每用一丸　舌上噙化

舌瘡二方

生地　山栀　麥冬　銀花　甘草　小木通　加人赤苓　清火劑　舌瘡腫痛

此方妙　白芍　熟地　茯神　甘草　舌瘡虛大此方　參　麥冬　連入砂仁末　瘡宜後得服即效

舌根生肉球方

肉球生在舌根中　栀小　石斛　赤苓　冬　蒲黄　桔　木　蓮心　引　半方　連翹　苡仁　通

小兒咽喉口齒緩方

清火解毒黄芩灵薄荷花粉猴根清竹叶银花同甘草小儿口齿

得安宁

外用冰茶散 儿茶三 薄荷叶三 甘草一 飛硃砂一 冰片一 煅人中白五 金一 亥共为细末吹上即愈

小儿走马牙疳方

银花知母地丁多山豆根同花粉和黄芩山栀连翘草小儿走马

疳言道

外用滴乳散 滴乳石中下 琥珀一钱 冰片下 珍珠下 牛黄半 同冰茶散用神效非常

大人口齿喉舌诸症俟方

前胡桔梗治喉中广防荆芥有防风黄柏知母牛蒡子赤芍甘草

同前法

外用消腫散 硼硝錢 薄荷叶錢 冰片下

未有方 用滴乳石散同消腫散即名八寶散

痰核論治

痰核屬於少陽是經多氣少血非易治之症患者宜養血舒肝宜疎散逍遥散可用併宜舒鬱洩肝軟坚消痰為主

痰核二方

龍胆艸卜 川貝母錢 桔梗錢 連翹錢 元參錢 天花粉錢 橘紅錢

丹皮錢 當歸錢 炒白芍錢 川通艸卜 加橘叶五片 白夏枯艸卜

消瘰丸　元參　川貝　左牡蠣煅　等共爲末，水泛丸，夏枯草湯送下

頸項論治

頸癰屬手少陽三焦，鬱火積憤，驚惶所致。服仙人活命飲加元參、桔梗。老弱者，十全大補湯。若潰而不斂，煩燥脹滿，小便或淋，嘔吐者死。神勞多怒，頸項腫塊不消，用八珍湯加柴胡、香附。

頸項生瘡通用方

頸項結核，是風痰更兼風熱外邪，末夏枯草合牛蒡子、茯苓、甘菊、元參、良、連翹、甘草，兼當歸、白芷、角刺，化肥强銀柴胡，隨大目加赤芍一味劑中勠

頸癰潰以人參工胃氣鬱結木香通腸疼下痢煨姜引白术炙草
谷芽同茯苓廣皮并神曲六神查肉在其中
頸側生癰象大沖堅硬腫痛及牙中膿流喉疼兼之苓茯神甘草
肉蓯蓉骨碎補須黄芪炙香附　与麦冬當歸元參切白芍外
勢雖盛亦無蹤

對口疽治方

對口初起必銀花首烏甘草偕元參角刺還有赤芍并當歸香附
以相隨

夫喉兩旁痈論治

夾喉兩旁生癰名夾癰屬手少陰心經兼太陰脾經兼厥陰肝經三經蓄大熱毒上攻而然宜仙人活命飲加元參黄連桔梗

喉癰論治

喉癰發於咽中名曰懸癰屬任脈及手太陽手少陰積熱毒壅所致宜清熱攻毒輕用活命飲重用犀角地黄湯加蒡生 連翹 元參 桔梗

喉癰神效吹口藥方

經霜鬼饅頭泥封固煅存性去泥研末加冰片薄荷末吹之即愈

瘰癧論治

瘰癧之症屬三焦肝胆三經多起於耳後少陽之分排行成列三

四個或六七個相聚名蟠蛇癧宜早治止生一個於頸項上者名單窠癧最難治一胞裡十數枚者名連子癧以手搦之推移動者尚可用藥堅硬背熱煩躁者必死不救生於頸項或左或右初則單生後重疊之名重疊癧亦不可救此症害人最速又有形如燕窩者名燕窩癧亦不可治初生在頸後至四肢遍體結毒名流注癧愈不可救初起增寒惡熱咽項強痛或兼熱焮痛乃肝火風熱而致也用小柴胡湯以清肝或四物湯以養肝血若手可動而滑軟者是痰也以化痰為主二陳湯加防風桔梗竹瀝黃芩見於少陽之分者用柴胡清肝湯見於陽明之分者用升麻葛根湯加當歸香附

瘰癧通用方

通治瘰癧先陳朮柴桔芎歸芍白翹苓芷藿香夏枯草香附羊夜甘草餞之

通治瘰癧內消丸

元參两 牡蠣煅两 姜蚕两米泔水浸切 海藻洗两 大貝母两 共為細末 夏枯草煎濃汁為丸

瘰癧潰爛方

貓兒頭煅灰研細末搽之

琥珀膏 未潰可消　已潰可斂

琥珀两 木通两 桂心两 當歸两 白芷两 防風两 松脂两 硃砂两

木鱉子肉 生木香分 丁香分 各為細末 用麻油一斤半 煎藥至黑色

濾去渣再用淘淨黃丹八兩成膏后用其妙如神

肩疽論治

肩上生疽係手足三陽交會之所名曰肩疽由風熱鬱結所致或因負重傷損而然服活命飲加柴桔　缺盆疽生肩前膈中又名缺背疽屬足陽明胃經手少陽三焦宜服飛龍奪命丹潰後服十全大補湯　肩膊下背上生疽名曰上搭此怒鬱所致屬太陽兼少陽經宜服活命飲加柴胡桔梗羌活或奪命丹潰後十全大補湯或人參養榮湯　項腋兩乳旁結核或兩胯軟肉交結硬是名瘰癧屬手少陽三焦經其發緩慢屬冷症非熱症也宜服溫劑不宜寒

涼四逆湯可用，甚用回陽救急湯

臂癰論治

要臂兩旁接骨下臂彎上起雞鴨卵大，皆由營衛不調所致，宜用荊防敗毒散為要，加桑枝、川通、絲絡、姜黃以止其痛。兩臂肘起在接骨下引手至小臂上背一癰，此方速大小筋骨牽動不便垂手墜癰腫深徹骨，易致傷筋拳縮不舒，宜用緩慢筋脈藥治之。肘內引經用黃連、升、柴，肘外引經藥用藁本、升麻、柴胡。

荊防散 荊芥錢 防風錢 薄荷錢 陳皮錢 桔梗錢 連翹錢 姜黃錢 秦艽錢 生草炸牛卜 加活竹桑枝錢 銀花錢

手癰手瘡論治

兩手背黄瘡疽生頭浸腫聚毒成瘡乃三陽經風熱鬱深宜用活命飲加芩連山梔桔梗升麻穿加桂枝姜黄老弱以補托之一手心毒赤腫名穿掌又名穿窟天蛇否偏於掌邊名穿邊天蛇此手厥陰心胞絡所致服活命飲加桂枝清灼秀蕆補之

虎口結毒焮赤腫痛名合谷疽又名手丫刺又名擘蟹毒手陽明大腸風熱積毒所致服活命飲加桂枝姜黄桔梗升麻

腕瘡手屈之處結腫焮痛屬手三陰經風熱毒所致服活命飲外敷紫金錠

手大指生疽於大指頭背小點如粟漸大如豆如桃李色或紫作黄作黑或痒或麻木心大痛屬手太陰肺經熱毒服活

命飲及清心解毒湯外當縫去血者不治患此指色黑者是指已死急截去之不然黑至臂不治　手指結毒焮赤腫痛名天蛇頭既膿裂開如蛇頭故名宜活命飲紫花羌活或黃連解毒湯

胸疽論治

疽發於胸名井疽初起如黃豆肉色不變者冷氣攻心精神恍惚嘔吐冷痰毒氣內陷腸脹滿者死若心躁如焚肌熱如火鹽汗唇焦引飲冷水是其正候急服活命飲加黃連　桔梗用奪命丹汗之壯實者下之患痞見者犀角地黃湯

疽發於胸之兩傍高突名膻疽又名甘疽色青者宜熱治同上

心窩上兩乳間生疽名胆中昔此氣血之海不能分布陰陽臟腑

中陰陽不和七情鬱結所致宜活命飲加紫蘇薄荷汁之

脾發生於心窩下兩旁皆由過食煎煿醉飽入房所致治仝上

乳癰神效方 貝母主白芷萬竹紫河車主共為細末 二服大酒送下

乳癰論治

乳癰之作多起於忿怒鬱悶以致胃火上蒸乳房汁化爲膿或爲

生子口氣內外吹而成治有多方然不分經絡辨表裡終屬血

浪乳房屬足陽明胃足厥陰肝故陽明之血沸騰則熱甚而成

膿厥陰之氣不行則竅閉而成膿治之之法以青皮疏厥陰之滯

石羔清陽明之熱，生甘草節散污濁之血，瓜蔞仁消導腫毒，鮮橘葉、角刺、金銀花、歸身為湯散，或以白芷、川貝為末，每服一錢，可以消散。氣虛，四君子湯加芎、歸、柴胡；憂思傷脾，歸脾湯加瓜蔞根、川貝、白芷、連翹、甘草節，水酒各半煎服；因肝火結核腫痛，以清肝解鬱為主；虛以托裡消毒散。症候不一，隨宜而治。

乳癰通用方三

內吹方用蘇梗、卷、銀花、香附、蒲公英、黃芪、花粉、鮮橘葉，加上當歸，效如神。　外吹方用瓜蔞仁、白芷、青皮、角刺、銀花、連翹、甘草節、當歸、木通、橘葉、蒲公英。乏乳加通草、王不留行，肝氣加刺蒺藜，惡露不盡加查炭、益母草。歌曰：乳上生瘡香附秦艽角刺丹參川烏藥杜仲青皮草羌活卯因膠瘡

乳癰潰後不收口方

乳癰潰後不收，以黃芪白芷茯苓同連翹白芍當歸桔梗蠟礬就此方通　黃芪二兩　白皮各　生白芍各　歸身各　茯苓炒各　桔梗三錢　白[illegible]兩

黃丹　兩　共為細末溶化為丸每服三錢桔葉湯送下

乳巖論治

乳岩症由憂鬱積忿而成始有腫核大如果核不痛不癢人皆不知其隱伏之禍或半年或一年後破而成瘡如岩穴之狀雖飲食如常必洞見五臟而死初起急宜疏肝行血之劑攻散方可若廿八珍湯或十全大補湯亦已難後終不能治

神效瓜蔞散 瓜蔞 甘草 當歸

腸癰論治

兩脇下生癰名發脇因心肝大怒患中有熱而發屬手厥陰心胞絡初起用神效瓜蔞散或柴胡清肝湯活命飲加柴胡不可過投湯藥濃以清熱托裡兼流滯的方為要法若下至臍上及臍下兩旁一二寸發癰損氣伏腹最難潰膿且難發穴穴成難合須先用緩攻方用熱藥敷之令其和軟不可急破穴則朝夕出膿不住故須緩破使其一瀉而出易於養息不虛弱之人大補氣血為主

腹癰論治

腸癰生於肚腹皮裏膜外細胗右關脉洪数而腹痛甚者乃其候也其因起於膏粱七情六欲脾虚氣滯而成但腸皮厚而肠膜脆易于内潰為患不小惟宜扶脾胃壮元氣為主佐以行經活血之劑若漫腫堅硬肉色不变未有膿也宜四君子湯加芎歸白芷枳殼或托裏散焮腫痛甚者邪氣實也先用活命飲後用托裏散以補其氣若昔小腸疼痛而振身昔寒熱名曰衝疽由心火熾盛流入腎經而致服活命飲奪命丹膿已便可破失治則不救

腸癰通用三方

白芷 丹参 歸尾 同木瓜 角刺 小茴 牡丹皮 木香 秦艽 卅 此方專治

小腸癰　少腹癰成用薏苡角刺銀花饒白芷丹參膚皮歸赤芍山甲甘草節　少腹癰潰不收加人參五味黃芪川白芍熟地茯苓歸朮木還須山藥同

小腸癰未成時方

生黃芪三錢苡仁三錢赤苓三錢角針三錢牛膝三錢歸尾三錢瓜蔞三錢丹參三錢丹皮三錢桂心一錢

次方

牛膝　木瓜　車前　赤芍　歸尾　瓜蔞　丹參各三錢

遠志甘草桂心一錢木通一錢

發背論治

發背有上中下三發俱在脊上中屬督脈並屬太陽上發傷於肺

背於天柱骨下中發偶於肝居對心背下發偶於腎居對臍發當因積熱怒氣所致初如粟米或麻或痒或拘急或不疼或大痛治量虛實不可妄施用藥有背上細瘰無數浸淫開潰如湯火傷燒蹊以漫此名丹毒宜黃連解毒湯背瘡之名雖多不外陰陽二症初起格背一粒如豆便身熱燥赤痛易腫大熱痛此外發必屬陽分雖大如盆碗可治初起身不熱覺倦怠痛易亦不熱數日漸大亦不腫不痛却低陷而壞爛此內發必屬陰分雖細小不治漫腫微痛或色不赤不思飲食此形氣血俱不充當用托裡散調補之若不作膿膿成不潰陽氣虛必用八珍湯補之惡寒不飲陽氣虛

也十全大補湯補之脯熱內熱不收斂世陰血虛也四物加參朮

作嘔欲吐不能收斂胃氣虛也六君子湯加炮薑食少難潰不收

斂脾氣虛也補中益氣湯加茯苓 半夏 肉赤不斂血熱也四物湯

加山梔 肉白不斂脾虛也四君子湯加酒炒白芍 木香

發背通用方 黃芪 炙草 當歸 花粉 連翹 角針

白芷 丹皮 赤芍 生地 銀花

發背初起炒芪歸花粉連翹角刺隨症白丹僵蠶赤生地銀花桔梗相宜

三鮮飲黃芪 丹 角刺 生蒜 阿方 陳皮 生海參 生香蕈 各 共煎服

發背陰虛火甚盛潰爛不堪黃芪神角刺陳皮與香蕈海參同服之靈

發背論治 纏腰火丹附內

或問十四椎旁腰腎在旁背痛何如曰此名連腎背又名腰注由房勞太過傷腎水而發是症口渴寒熱百節疼痛服活命飲加杜仲兒紅子用補腎之藥不得治必至潰爛透膜而死如咳嗽喘嘔膈不能俯仰者死有腰胯之間塞痛如石經月不潰名曰石疽屬少陽陽明二經之積熱邪熱固結之故不足不能越背急服活命飲加羌活　獨活　柴胡　黃芩　虛者十全大補湯人參養營湯托之嘔噦不食神昏脈散者死

腰背通用方

腰注背在腎俞中杜仲丹參沙苑功秦艽獨活延胡索香附蘇木

入剂中　腰注痛以菟丝炙熟地沙苑益智仁黄芪於术黄石化芍药杜仲茯苓等

缠腰火丹论治

遶腰生疮累累如珠名火带疮即缠腰火丹由心肾不交肝火内炽流入膀胱普而来带脉活命饮加黄连此室在下之外用清热解毒药敷之若不早治毒由脐入腹胀而死蛇缠蒿用雄黄为末端阳涂之　又方 胭脂 雄黄研末 铁锈磨汁 白芨磨汁 半子莲汁 共合一处擦之立愈

便毒论治

生於小腹下两腿合缝间初起寒热交作肿起疼痛是也大怒不

往直遂故敗精摶血留聚經隧或由不潔婦人合感淫邪之毒結為便毒初宜發汗次利小便勞倦過度以補中益氣湯慾心不遂以五苓散加大黄疏之滯精以用六味丸補之肝腎或濕熱壅滯以龍胆瀉肝湯疏肝導滯婦人患此多在兩拗腫痛或腹中結塊小便澁滯法宜先疏導更用托不可概用大黄等劑以求內消致損氣血

立消散　全蝎四　楝樹各壹　白芷用　陽甲半兩　共爲末空心酒調服

女人陰瘡論治

女人之証有諱而不言者隱而生於陰户中亦有傷損之差醫家方論豈可得遠乎夫女人之性多鬱每生傷於肝脾以致濕熱下

注陰中挺出一条，其形如蛇，痛墜出水而溺濇，宜朝服補中益氣湯，晚服龍胆瀉肝湯，外塗蔡蘆膏而自收。若所突如菌如雞冠，四圍腫痛者，乃肝鬱脾虛下陷，宜補中益氣湯，或用山梔、茯苓、車前、青皮以清肝火，益升脾氣，漸以歸脾湯加山梔、茯苓、川芎調理，外塗蔡蘆膏。陰戶生虫如小蛆者，乃濕熱甚而肝氣鬱，氣血凝滯所致，宜逍遙散，外用生艾打汁，調雄黃末，燒烟熏之，仍以雄黃鋭散納入陰戶。大抵陰門腫脹，宜四物湯加柴胡、山梔、丹皮、龍胆艸前服。如時常陰痛者，亦宜四物湯加藁本、防風；如腫痛而不閉者，逍遙散、十全大補湯；腫潰而不閉者，補中益氣湯；腫墜者，亦補中益氣湯加山梔丹皮；溼痒去水而痛，以憂思過也，歸脾湯加山梔、柴胡、丹皮、白芍、生甘草；潰爛，以逍遙散；於小便利後虛淋瀝、腹中或有一物攻動而脹痛，以逍遙散加山梔、車前子；於交接去血乃平時怫懊過情所傷肝脾者，而不藏，宜補中益氣湯。用熟艾以細帛裹入陰中，或以亂髮燒灰敷之。陰毛際生虫作痒，桃仁泥擦之，或用綿包末搽。

藜芦膏　藜芦不拘多少，切片晒，切研細末，用生豬油打和塗敷，神效。

雄黃銳散　桃仁五　雄黃三五　青箱子三五　苦參三五　黃連五　共為末，再用生艾打汁和丸如小指大，用帛裹入陰中，坐去自收。

下疳論治

下疳瘡屬足厥陰肝經，是濕熱下注而然，或有陰虛火燥，或由交接過度与不潔婦人污穢所致治法腫痛發熱者四物湯加柴胡山梔腫痛寒熱者肝經濕熱也龍胆瀉肝湯以清肝火以導濕熱、腫痛便澀者濕熱壅滯也亦宜龍胆瀉肝湯腫痛腐潰者氣血虛者而有火也宜八珍湯加山梔或小柴胡湯日晡倦怠者陽氣虛而下陷也補中益氣湯經久不愈腎水不能生肝木用六味丸治筋縱或痒痛出白津者曰筋疝龍胆瀉肝湯氣虛者補中益氣湯加山梔龍胆草或与清心蓮子飲間服

丁泥散

兒茶早下 珍珠十下 乳香二下去油 沒藥三下去油 冰片一下 上綠家八下 共為細末用銀花

甘草湯洗之，以擦上，約厚一文錢，以綿裹傅，如後痂，再洗再擦，以好為度。

黃柏散

胆黃柏二錢（炙） 橄欖核炭（燒存性） 凍螺螄殼（煅）二錢 兒茶二錢 輕粉一錢 共為細末，擦之可愈。

陰囊結毒方 土茯苓二兩 木瓜一錢 銀花二錢 歸身二錢 甘草 萆薢一錢 赤芍二錢 木通一錢

囊癰論治

陰囊生癰，屬厥陰肝經，不惟濕熱下注，亦由陰虛所致。丹溪云：囊癰瘡以濕熱入肝，施治佐以補陰，雖潰脫可愈。故宜消毒並補兼而攻。生瘡陰道亦毒，必生此瘡，不可不細審之。此陰頭生癰亦屬

厥陰外以鱉甲頭燒灰雞子白調敷自愈

囊癰通用方

腎癰初起核橘攻當歸小茴木香延艽秦相協楝川子荔枝用核入方中

木瓜香附赤芍牡丹皮梔核小茴依川楝子同米泔汁腎癰濕甚此方宜

銀花芍藥與梔小黃柏連翹楝川子木瓜丹皮通橘核腎云大盛斯為奇

懸癰論治

陰囊之後穀道之前所生之毒謂之懸癰乃衝任督三脈之會之

中此乃三陰虧損之證惟此為漏瀝盡氣血而亡重則內潰而危

初因濕熱壅滯作癢或小便澀滯即服龍胆瀉肝湯腫痛者仙人

活命飲再以梨甘草佐之又法早治雖成亦輕雖潰亦淺若膿成急宜針刺如不能收口隨其虛而補之腎虛者以補腎血虛者以四物湯加參芪氣虛者以四君子湯加芎歸脾虛者以補中益氣湯久成漏以十全大補湯蠟礬丸若誤服寒涼清毒之劑病斯殆矣

臀癰論治

臀居膀胱經部分陰中之陰道遠位僻雖太陽多血然運化難及藥力難及比之他處尤為吃緊初起應分別寒熱二症治之患此者毋傷脾胃毋損氣血但當固根本為主若腫硬作痛者形氣虛邪氣實也用托裡散活命飲潰以十全大補湯宜速為收斂延之過冬即

成冷瘡並跌石右兩足趾瘡騙馬墜此足必寒但皮肉薄而紋紫口亦難合易成漏瘡兩曲脉兩外踝俱近骨難愈亦防成漏脊背尻黃疽名銳疽多致成漏宜量虛實治之

成漏丸方

成漏方牛蒡萆薢二兩黃芪二兩杜仲二兩白芨一兩此為宜猪臟一条煮爛打和丸日服致堪奇

久漏方中熟地二兩黃芪二兩牛膝一兩巴戟一兩當歸一兩依以散木瓜并熟附蜜丸送下此方医

痔瘡論治

痔瘡屬太腸之血熱鬱結而成宜涼血為主用槐花生地和血生血為主用當歸桃仁並川芎佐以行氣寬腸用鬱金枳殼兼以清熱用芩連

黃連山梔所除濕以黃柏防己澤瀉行之疏風以秦艽荊芥散之潤燥麻仁大黃達之下陷甘以升麻防風提之

洗方　枳殼兩　癩蝦蟆草兩　共煎熏洗

又方　活田螺一個　冰片一厘　入內濾出水搽之可愈　蚌水亦可

又方　冬瓜皮陰干微焙焦研末加冰片少許和勻搽之

腸風方　側柏葉炒焦　槐米炒　木耳　荊芥炒兩　艾炒兩　共煮末　棕炭末　血餘炭末　蜜丸日服

臟瘡論治

臟瘡每因撞傷而成或因殘損所爲是三陽內爲是三陰由濕熱下注瘀血凝滯且日逐步履裙風扇地故人名裙風必浸腫作痛

或不腫痛屬三陰者也宜十全大補湯脾者扶表邪加補中益氣湯脾者濕熱流膿口乾少食亦補中益氣湯加麥冬五味子煽熱加熟地

臁瘡通用方

血膿方中十一味萆薢牛又苡米仁黄柏茯苓石斛阿膠生地當歸銚

濕毒方中黄柏廾連翹蒼术銀花好萆薢苡米丹皮入服之濕氣自解諸

臁瘡膏之印盒 用多年旧油餘紙入熟石羔刀輕敷生調勻作隔紙毛貼

又方 龜板燒灰存性和熟石羔研細末搽上或菜油調塗

又爛臁瘡方 用千年蓋燒灰存性桐油調搽 又如老佗板灰亦作

少許桐油調搽

足瘍論治

足背之症屬足三陰經精血虧損足三陽經濕熱下注色赤腫痛而潰膿出此濕熱可治形色微赤腫而膿清此屬精血虧損難痊若色黯不腫痛不潰膿煩熱作渴小便淋瀝是陰敗末傳惡症也脫疽發於足指潰則自脫故曰脫疽雖治形赤黑甚者死如見赤是治之不致急截去之同於大手指疽或曰大指名脫疽生余指曰敦疽易治未成腫痛者除濕攻毒用托裡散加牛七 銀花 白芷或仙人活命飲足背中足面疽也屬足厥陰肝足陽明之會多因濕熱乘虛而下注服活命飲加木瓜牛七肉桂再用十全大補湯

膿清，此雖瘡足根，督脈發源之所，腎經所過之地，發生此支灼潞氣不能營生通氣，由此而泄，三陰虧損，此久不能斂，必瀝盡氣血而亡。故凡腫痛寒熱，倦怠少食，屬脾虛下陷，用八珍湯加補熱作頭痛不清，屬脾虛陰火，逍遙散佐六味丸；咳嗽有痰，十全大補湯。此皆當滋生化源，勿得治其外。掌心疽生於足掌中，名湧泉疽，皮微破不深，穴膿不多，此易治。先活命飲，後托裡散加牛膝、杜仲、續斷、大防風湯、十全大補湯，或八味丸。足心熱，此屬陰虛，四物湯加知母、黃柏；脾虧，此補中益氣湯。

大防風湯 當歸 防風 白朮 川芎 黃芪 熟地 杜仲 附子 人參 牛七 白芍 獨活 甘艸

股疽論疽

大股之内陰囊之側生毒在左爲上馬癰在右爲下馬癰在肛門旁爲肛門癰俱屬足三陰濕熱七情憂憤所致宜服四物加青皮牛膝等藥潰後補中益氣湯腿之側胯下生疽名伏兎發寒熱大作疼痛其證急服活命飲加牛膝木瓜

股疽通用方

川山甲　角針　銀花　甘草　陳皮　黄柏　牛膝　加柴枝

附骨疽論治

疽發於附骨者因風邪搏出於骨髓也故其痛在徹骨治以養血

識萬全之法但膿成當針刺不待全熟則肉潰已甚收歛愈難矣

附骨疽通用方

陰寒附骨山甲甘巴戟當歸白芷參萆薢苡仁川牛膝秦艽附子獨丹參角刺木瓜同一劑加上桂枝法當參　腿癰陽症已成攻歸芎丹皮牛七同角針白芷丹參入銀花赤芍在方中

又方牛七七五丹參三五秦艽芎山甲五萆薢五歸身五甘草桑枝五

多骨疽論治

瘡疽潰久不能收歛乃氣血不足蓋之腎由稟賦薄為寒邪所襲患之或骨腫突而起日漸長高治宜散寒補營氣十全大補湯亦

有手背之背者亦腫硬一塊久而脫去一骨此均屬腎虛蓋腎主骨也宜補中益氣湯　治多骨方　用白鶴花陰干末

鶴膝風論治

鶴膝風此膝獨大而腿日瘦削如鶴之股故名多屬濕痢後腳軟痛難行名痢風或傷寒餘毒不解皆屬風寒濕氣結於經絡及足三陰經虧損風邪乘之獨活寄生湯加減服之可也倏忽發熱此足根虛火也十全大補湯大防風湯膝腫頭痛潮熱頻頭暈吐痰此八味丸或金匱腎氣丸發熱大渴而尺脈大無力者甚也歸芪湯當歸之黃芪末陰虛形瘦發熱此補腎為主八味丸挾濕熱此蒼龜丸

及四物湯加陳皮甘草或二妙蒼柏散合少面黄者六君子湯中氣不足者補中益氣湯加五味子已潰者獨活寄生湯大防風湯膿清脈洪不生八味丸切勿針刺以防傷生

獨活寄生湯 獨活 寄生 秦艽 防風 細辛 川芎 肉桂 生地 白芍 當歸 茯苓 杜仲 人參 牛七 甘草

蒼术丸 蒼术三 白芍三 龜板三 黄柏三 七分切 共爲末粥糊丸如四物丸大

金匱腎氣丸 大熟地 茯苓 山萸肉 丹皮 澤瀉 淮山藥 附子 肉桂 牛七 車前 即附桂八味丸加牛七車前

腿疽論治

之小肚生瘡狀如牛眼或紫或黑膿水淋漓者亦即相生名濕瘡流注暴風急雨寒濕寒熱侵入骨髓凝理所致宜防風通聖散加

牛七、木瓜、防己，或當歸拈痛湯加牛七。

當歸拈痛湯 當歸拈痛羌防升，猪澤茵陳苓葛用，二术苦參知母草，瘡瘍濕熱一服皆應。

破傷風論治

皮膚損傷，人皆視爲微恙，及爲風邪所襲，諸瘡久不合口，及湯洗火炙之毒，亦能傳入經絡，燒爍其氣血，遂間作瘡口起白膜，用玉真散炕之。若傷在頭面，急用杏仁打爛，和雄黃、白飛麵炕劑冬腫，漸漸服黃連解毒湯。

玉真散 南星 防風 姜蚕 天麻 等分，研調炕之，仍用白玉膏炕。

白玉膏 乳香 没藥 象皮 白蠟各八錢 輕粉 鉛粉 黄丹 蜜陀僧各五錢 桐油煎成膏

大腸閉水腸方

背陰青衣苔洗凈瓦上炙干研末土油調敷 又用好銀朱打爛井水調敷

又方 寒水石 黄柏 大黄 共為細末香油調

又方 石灰用陳瓦打碎陰陽水一杯浸一時辰去灰存水加香油用竹筷調膏搽之至效如神

癘風論治

癘風者俗呼為癩風也名雖爲風未必皆因乎風大都渚症七許

勞動氣血熱發汗泄不避風冷濕氣與衛氣相干或熱血自凝或

暴暑勞甚而入冷水洗浴或冬月涉足踏水履霜或飢餓行或

山嵐瘴氣或途中卒若遇風雨霧雪以致受濕流入經絡而不回

散於外人莫知之失因黄散拂鬱既久則癘風便作治宜散風驅濕佐以活血為主換肌散可以常服

換肌散（治癘風年久不愈眉毛脫落鼻梁崩塌服此取效如神）

地龍（二兩 去土） 黑花蛇（二兩 黄酒浸三日） 白花蛇（二兩 全上） 當歸兩 細辛兩 白芷兩 蔓荊子兩 荊芥兩 威靈仙兩 甘菊兩 苦參兩 沙參兩 木賊兩 不灰木兩 紫草兩 白蒺藜兩 赤芍兩 天門冬兩 天麻兩 首烏兩 菖蒲兩 蒼术兩 胡麻子兩 製首烏兩 川芎兩 木鱉子兩

治漬方

大生地（二兩） 當歸兩 川斷兩 虎骨兩 鹿啣草兩 補骨脂（鹽）兩 千年健兩

厚杜仲两 片姜黄五錢 防風两 牛七两 寄生两 红花两 草薢两 木瓜两 桂元肉两 洋糖两 白蜜两 甘杞子两 秦艽两 獨活两 五加皮两 老鸛草两 大酒浸十日服 燒酒浸亦可

鵝掌風論治

鵝掌風由風熱血燥所變受寒濕所致 故去脂膏可愈

去脂膏 不論年久日深一搽即癒 牛油两 桐油两 黄占两 官粉两 銀硃五 蓖麻子三錢 大楓子肉两 地膚子三錢 草麻子两 熬化候冷 共打如泥搽之

楊梅瘡論治

楊梅一症多由傳染 或因下疳便毒久而成瘡 皆因於慾所致 雖症者雖用補劑 濕熱已聚於經絡 毒氣方發於肌膚 故多瘡

歸之類無益於氣血反添濕熱矣初起惟以防風通聖散去麻黃
用殭蠶以去內毒待胃氣稍定再服一劑去殭蠶用麻黃發汗以
去外毒或以荊防敗毒散次易換肌消毒散於肢節筋攣蠲痺消
毒散不效劑則瘡極重者二十劑終身無患矣若求速瘥誤用丹
方流動筋骨為害不淺此瘡大損精神必面無光澤須待毒消退
之後必服養血養氣之藥二十餘劑庶可全壽

荊防敗毒散 荊防敗毒散荊防 羌獨柴胡薄荷當 連翹桔梗川芎桂 銀花甘草茯苓同

換肌消毒散 換肌消毒銀花協 土茯當歸白芷共 角刺蒺藜鮮皮草 木瓜還須山木通

蠲痺消毒散 蠲痺消毒赤芍草 姜黃獨活當歸同 茯苓同土黃白朮 還須白芷入方中

點藥方　輕粉一錢　硃砂一錢　冰片一分　硼砂一錢　共爲末　鵝膽汁調搽

疥瘡論治

疥瘡有五　乾濕虫砂膿也　乾者屬肺　濕者屬脾　虫者屬肝　砂者屬心　膿者屬腎　治以散風解肌涼血活血爲主

瘡藥方　烟膏　黃柏　大黃　蛇床子各五錢　東丹　枯礬　銀硃一錢　大楓肉一兩　樟冰二錢　川連一錢　製硫黃五錢　共爲末　柏油調搽

又方　蛇床子　苦參　蕪荑各五錢　雄黃　枯礬　硫黃各五錢　輕粉三錢　川椒　樟冰二錢　大楓子肉二兩　共爲末　生豬油研和搽

諸癬瘡論治

癬有五　一曰濕　二曰頑　三曰風　四曰馬　五曰牛　皆由脾經濕熱及肺氣客於肌膚所致　治法當以殺虫滲濕消毒藥敷之　内服和脾

清肺除風散濕之劑

治癬方 土槿皮 海桐皮 地膚子 蛇床子 川椒 生軍 雄黃 苦參 大黃 白蘚皮 大楓子 共為末調搽

癮疹論治

癮疹由風邪客於肌膚遇風寒相搏則為癮疹又有赤疹起於卒發如蚊咬煩熱癢之逐手而起因乎風熱又有白疹風冷搏結所起遇冷與風則甚情以別之脈浮為風洪為氣風氣相搏乃成癮疹在表用防風通聖散加牛蒡子在裡用大柴胡湯或清涼飲虛者補中益氣湯異同傷寒施治

時毒論治

時毒者外科精義為四時邪毒之氣感於人者也其候發於鼻面耳項咽喉赤腫無頭或結核又類瘰癧增寒發熱頭疼肢痛又類外感或五日前精神昏亂咽喉閉塞語音不出頭面不腫食不知味為必死之候凡遇此證或見赤腫或見結核或見咽喉閉塞便宜以意度之脉浮數者邪在表也用葛根牛蒡湯脉沉濇者邪在裏也用梔子仁湯表裏俱病者犀角升麻湯或三四日不解惟宜連翹散

葛根牛蒡湯

葛根牛蒡湯貫仲　淡豆豉加葛根功
牛蒡生熟各一半　杜荷甘草在方中

梔子仁湯

梔子仁湯山梔仁　鬱金枳殼大黃行
散逐時邪升麻入　牛蒡一味用翹字

犀角升麻湯 犀角 升麻湯 防風 羌活 白芷 黄芩 功 白附子 僵蠶 防己 甘草 亦用此方中

連翹散 連翹 前胡 葛根 黄芩 赤芍 山梔 桔梗 朴 麥冬 牛蒡 同甘草 木通 犀角 殼 茯神

諸腫毒論治

無名腫毒不拘於頭面手足胸背諸處焮赤腫硬無頭面者是惡風熱盛頭痛拘急宜發表散之用荊防敗毒散表裡俱實者用瓜

龍奪命丹

荊防敗毒散 防風 荊芥 羌活 柴胡 前胡 連翹 桔梗 川芎 枳殼 銀花 甘草 茯苓

治一切無名腫毒敷藥方 撒松香生 烏煤生 田螺米 蓖麻十一二三 用菊花葉打汁調敷

敷藥鐵箍散 大黄三兩 黄芩 姜黄 連二兩 黄柏二兩 芙蓉葉十 生紅花二兩 大薊根二兩 白芨二兩 白斂二兩 南星二兩 半夏二兩 歸尾二兩

白芷三分 朴硝五分 雄黄五分 赤小豆三分 松香万分 合丹共为末 菊花叶打汁调敷

石瘰石疽论治

瘰破如石不作脓是气血凝滞治宜温通气血软坚托脓为主用寒凉非是所宜先服活命饮继服托里十补散加减

托里十补散 托里十补参芪芎 归桂白芷及防风 甘桔厚朴酒调服 疮疡脉弱赖之充

丹毒论治

夫人一身忽然变赤如丹之状故为丹毒此皆风热恶毒所发或发手足或发腰上小儿得之最为急症大约血热肌表风邪所搏而发宜消风散风热者赤色风冷者白色今人但呼赤游丹白游

慎用酒調土燥脈之浮弦蓋脾主肌肉土能入脾各從其類也亦
丹可用烏藥順氣湯白慎用消風散藿香正氣散此方亦治脾之
發則用四色散

消風散 消風散內羌活荊 芎朴參苓陳甘草 僵蠶蟬蛻藿香入 為末茶調或酒行 頭痛目昏項背急 頑麻癮疹服之清

四色散 黃連二兩黃柏二兩赤小豆二兩青小豆二兩甘草一錢此為末 冷茶下之

赤白遊風論治

凡人之皮膚忽然赤暈如霞或黃熱作癢或搔破出水謂之赤白遊風又云丹毒自腹生出四肢者易治自四肢生入腹者難治生因熱於脾肺氣虛腠理不密風熱相搏或風熱血熱所致治法

風熱相搏，用荊防敗毒散。風熱，小柴胡湯加防風連翹。血熱，四物湯加山梔、柴胡、牡丹皮。臨症斟酌，惟涼血消風、清肝養血之劑，斷大忌。痒止矣，切勿用祛風之劑，反燥肝血，使元氣衰餒，症復去也。若原有病之人，面上忽見紅點，爲死多。

赤白遊風通用方

細生地　當歸　川芎　丹皮　白芍　防風　山梔　白芷　大力子　荊芥　加桑枝

紫白癜風論治

筋骨疼痛，四肢少力，眼斷瞳人，鼻梁崩塌，皮膚瘡癬，手足皴裂，睡臥不安，行履艱難，俱宜何首烏丸。

何首烏丸

何首烏　苦參　荊芥　丹　威靈仙　丹　甘菊花　羌活　蔓荊子　加丹　枸杞子　石菖蒲　各等分爲丸，外用雄黃生燒酒抹

共入磁礶中封固湯煮晒乾爲末生姜蘸擦患處

白駁論治

白駁者面及頸項身體皮肉色白與肉色不同不痛不痒此屬風邪搏於皮膚血氣不和所致又云肺氣流注皮膚之間久之即成駁不早治而漸浸淫也

外治法

用硫黃　雄黃　白附子等分　共爲末搽塗之

人面瘡論治

人面瘡多生於膝上手臂上狀同人面眼口鼻俱全相傳因冤業所致服流氣飲外用貝母爲末敷皺眉閉口仍用生肌散收口

敗毒流氣飲 敗毒流氣羌川芎 青木赤芍紫蘇同 陳皮白芷之 獨羌活烏附用紫殼 桔梗木香茯苓來 甘草生地在方中

生肌散 海螵硝五 血竭五 乳香三分 鉛粉五 製爐甘石五 龍骨五 共為細末摻瘡上不日可以長肉生肌

流注論治

流注之症或因飲食勞倦脾胃傷損或因房勞陰虛陽氣湊襲或因營氣不從逆於肉裏或因腠理不密外邪客之或暴怒傷肝或鬱結傷脾或濕痰流注或跌仆血瘀或產後惡露皆因氣血凝滯而成或生於四肢關節及胸腹腰臀俱宜活血流氣為主隨症而用寒涼尅伐不死亦幸也 有馬俱來名走散流注初形微腫背因疼痛因風走散四肢治當疏風散熱 傷營挾鬱未潰者和解之

宜小柴胡湯合二陳湯　暴怒脇脹不利者調氣為主　抑鬱
脇脹而不痛者宜補氣血兼調經脈　脹硬作痛者行氣和血為
主　潰而不斂者益氣養榮湯或十全大補湯　脾虛者濕熱凝
滯於內而脹者但脹硬一塊不痛問之不甚宜健脾除濕六君子
湯加肉桂黃芪　寒邪所襲筋攣骨痛或遍體痛宜溫經絡養氣
血大防風湯或獨活寄生湯

流注通用方　上部流注羌活風　丹參香附秦艽合
桂枝於朮相成劑　降前角刺參神功

又方　下部流注牛七功　木瓜獨活延胡通
桂枝杏仁川萆薢　歸尾丹參角刺同

瘰癧論治

凡瘿瘤之起必因怒動肝火血涸筋攣或外邪所搏而成內經云肝統筋而藏血其自筋腫起按之如筋聚之狀久而或赤縷名曰筋瘤屬於肝也用六味地黃丸或四物湯加山梔木瓜之類主之其自肌肉腫起久而有赤縷或皮色俱赤名曰血瘤屬於心也用四物湯加茯苓遠志之類主之其自肌肉腫起按之實軟名曰肉瘤屬於脾也用歸脾補中益氣湯主之其自皮膚腫起按之浮軟名曰氣瘤屬於肺也補中益氣湯治之其自骨腫起按之堅硬名曰骨瘤屬於腎也用六味地黃丸治之外以[illegible]大者一枚研細入好醋調如膏先將小針刺腫處令氣通即以膏攤

紙上如瘤大小貼之覺痒删粘貼取效亦有以針刺瘤通竅而

新南星錯磨加射香少許日敷二次任如碗大半月全消

膏藥方 南星半兩 川椒 川芎 石灰 共為末錯調敷 艸烏 川烏各二錢 石膏

止血藥 好墨燒 石灰煆 等分研細搽之立止

外瘍兼症

渴症論治

杜雲门先生著

薛立齋云瘡瘍作渴焮痛發熱二便調和者熱在上焦也竹葉石羔湯（竹葉 石羔 黃芩 木通 桔梗 甘草 生姜）若焮腫痛甚者熱毒蘊結也仙方活命飲（防風 花粉 銀花 甘草 赤芍 角刺 沒藥 甲片 歸尾 陳皮 白芷 川貝 乳香）腫痛發熱大便閉澀者內臟熱也清涼飲（大黃 當歸 甘草 赤芍）漫腫微痛者氣血虛壅也補中益氣湯（人參 黃芪 升麻 柴胡 當歸 白朮 陳皮 甘草）若胃火消爍而津液短少者竹葉黃芪湯（生地 黃芪 黃芩 甘草 人參 麥冬 茯苓 石羔 當歸 白芍 川芎 竹葉）或補中益氣湯若因腎水乾涸作渴口舌乾燥者八味丸（肉桂 生地 山藥 山萸 丹皮 茯苓 澤瀉 熟附）

嘔證論治

嘔証有二：一謂初患伏熱在心，服托裏散人參 黃芪 白芍 當歸 白术 陳皮；無熱在一，謂氣虛，宜四君子湯人參 白术 茯苓 甘草。丹溪之論，達衛上諸因藏氣之於人，然後須分先後：膿瘍嘔者，作毒上攻；潰瘍嘔者，作陰虛。老年人尤宜參术培補。

痛證論治

薛新甫云：瘡瘍之作，由於六淫七情所傷，其痛也因氣血凝滯所致。假如熱毒在內，便秘作痛者，宜黃連、大黃導之；熱毒熾甚，焮腫作痛者，黃連解毒湯黃連 黃柏 黃芩 山梔；不應，活命飲解之防風 白芷 [illegible] 甘草 陳皮 川貝

甲片 赤芍 乳香 角刺 歸尾 白芷 沒藥

瘀血凝滯而作痛者，乳香定痛散和之。乳香 沒藥

滑石 寒水石 砂仁 共為末敷搽之

作膿而痛者，托裡消毒散排之。人參 茯苓 川芎 白朮 甘草 當歸

黃芪 連翹 白芍 白芷 銀花

膿脹而痛者，針之；膿潰而痛者，補之；若因氣虛而痛，四君子加歸芪；人參 茯苓 白朮 甘草 當歸 黃芪 血虛而痛，四物加參 地 歸 芪 芎 芍；腎虛者，六味丸。熟地 萸肉 山藥 茯苓 丹皮 澤瀉 口乾作渴，小便頻數，六味丸加知柏。

出血症

瘡瘍出血，火燥脈洪大，宜力用八珍湯加黃芪、山梔尤妙。人參 白朮 當歸 生地 茯苓 甘草 川芎 白芍 熟地 山梔 又云：血補氣，以陽生陰長之理，用四君子湯加歸地。人參 茯苓 當歸 白朮 甘草 生地 若用涼血降火，沉陰之劑，則脾土益傷，不但

血不歸源而命亦不保矣

大便閉結症

東垣云瘡瘍熱毒深固嘔噁心逆發熱而煩脈沉而實腫硬木悶大便閉結此毒在臟腑宜疏通之故曰疏通以絕其源又曰瘡瘍及諸面赤雖有伏火不得妄攻其内若陽氣拂鬱邪氣在經宜發表以去之故曰火鬱則發之此症脹大便不通乃直腸乾涸用豬胆汁導之若腸胃氣虛血涸不通者宜十全大補湯培養之

熟地 黃芪 當歸 川芎 人參

白芍 白朮 茯苓 甘草 肉桂

若潰瘍見此症是氣血虧損腸胃乾涸治者大補為主不審虛實一於疏利必致不救

大便瀉痢論治

治瀉痢之法，當深傷脾，六君子湯人參 白朮 茯苓 甘艸 陳皮 半夏 木香 砂仁煎送二神丸破故紙四兩 肉豆蔻二兩 生姜四兩 紅棗四十九枚 共為丸 粥服 米湯送下。脾虛下陷，補中益氣湯煎送二神丸。命門火衰，桂附八味丸地 桂 萸 附 山藥 澤瀉 茯苓 丹皮煎送四神丸肉豆蔻二兩 補骨脂四兩 五味子二兩 吳茱萸一兩 生姜四兩 紅棗四十九枚 為丸。腎虛不禁，四神丸加減桂附亦可用。脾腎虛者宜用參附四神丸。凡腸鳴泄瀉多屬脾虛者，宜溫補，四神丸合四君子湯，可以回生。

小便淋閉煩痛論治

癃淋小便淋漓頻數，或莖中澀痛，是腎經虧損之惡症也，宜六味丸以補陰分若脛逆冷者宜八味丸以補陽分若小便頻而黃宜四物湯加（參 朮 麥冬 五味子）以滋腎水若小便頻數宜補中益氣湯加山藥（麥冬 五味子）以補脾肺若熱結膀胱小便不利宜五淋散以清熱（赤芍 當歸 炒柏 山梔 赤苓 灯心）若脾氣燥而能化宜用清肺滋陰之劑若膀胱陰虛陽無以生宜六味丸若膀胱陰虛陰無以化宜滋腎丸（知母 黃柏 肉桂）腎虛之患多傷此症非滋化源不救若用黃柏知母反傷生陽以速其危若老人陰痿思色精敗莖中澀痛不利宜全陰通氣丸

頭痛眩暈論治

初病時頭痛發熱邪在表也宜以芎羌活以散表邪頭痛者也折

裡消毒散之銀花連翹（人參 茯苓 川芎 黃芪 銀花 白芍 白朮 甘草 當歸 白芷 連翹）倦怠眩暈中氣虛也補中益氣湯加蔓荊子目痛頭痛血虛也六味丸兼治遺精頭暈痛或痰喘氣促是腎虛不能納氣六味丸加沉香磁石不為大虛寒也桂附八味丸

煩躁論治

面目赤色煩躁作渴脈大而虛者血脫煩躁也托裡散（人參 黃芪 白朮 茯苓 白芍 當歸）陰盛格陽身熱惡衣欲飲冷水脈沉細氣脫煩躁也八味丸或金匱腎氣丸（八味丸加牛膝車前子）

自汗盜汗論治

體痛不寐脾血虚也歸脾湯 人參 甘草 白术 當歸 木香 姜 [illegible]而汁 黄芪 茯神 棗仁 遠志 龍眼肉 棗

此胃氣虚也六君子湯加五味子

痰飲論治

胸膈多痰脾氣虚也六君子湯加桔梗枳殼晡熱多痰脾血虚也

六君子湯加川芎當歸熱也虚熱嗽痰嘈雜津液泛上也六味丸

喘急論治

痰痰喘急恍惚嘈雜此心火刑金宜平肺降氣而治 桑白皮 知母 杏仁 川貝母

地骨皮 二錢 青皮 橘紅 茯苓 加姜

目斜視上論治

痘症目斜視上黑睛緊小白睛青赤此邪挾火肝宜瀉青丸（當歸 川芎 羌活 山梔 龍胆草 防風 大黃 蜜丸）人脉虛而無力宜大補肝腎六味丸主之

四肢沉重論治

脾主四肢若四肢沉重是陽氣不能行於四肢宜扶陽爲主用方

參白术散（人參 茯苓 苡仁 山藥 桔梗 扁豆 陳皮 甘草 白术 蓮肉 砂仁 共爲末 石菖蒲煎湯送下）

陽氣脫陷論治

痘症陽氣脫陷或因尅伐太過或因膿血太泄或因吐瀉之後或因誤入房或發熱頭痛小便淋瀝或滑數便血目赤煩躁自汗氣短頭暈倦怠惡寒汗出如水此皆無根虛火之假熱症宜大補之

陽急宜參附補之　又畏寒頭痛咳逆嘔吐耳聾目瞪小便短數泻痢腸鳴裡急腹痛玉莖縮冷汗出才痛此為陽氣脫陷之真寒症亦急宜參附溫之

大頭瘟論治

大頭瘟者此天行之厲氣也其濕熱傷於高巔之上必多汗氣蒸初憎寒壯熱體重頭面腫甚目不能開上喘咽喉不利舌乾口燥不速治邪入胸中遂脫而死宜普濟消毒飲黃連　人參　甘草　桔梗　黃芩　元參　升麻　白芷　柴胡　連翹　牛蒡　馬勃　姜蚕　板藍根煎大便硬加酒切大黃方前額上面部焮赤而腫脹數者屬陽明本方加石膏之內熱加大黃煎薄於耳之上下

前目及鬢角傍紅腫者屬少陽本方加花粉一錢便實亦加大黃一錢

背於頭腦項下及耳後赤腫者屬太陽荊防敗毒散荊芥 連翹 防風 桔梗 羌活 獨活 柴胡 薄荷 茯苓 川芎 枳殼 前胡 甘草

捻頸瘟論治

捻頸瘟者喉痺失音頸大腹脹如蝦蟇者是也宜荊防敗毒散

瓜瓤毒論

瓜瓤瘟者胸高突起嘔血如汁者是也宜生犀飲犀角一錢 蒼朮一錢麻油如無用米泔水浸洗 川連一錢 黃土五錢 岕茶一撮 金汁半杯 金銀花一錢 甘中黃一錢半 如大便急加大黃一錢 口渴加花粉一錢 虛加人參 表熱加丹皮 去蒼朮黃土 如便膿血 去蒼朮 倍黃土 加

黄柏五 便滑去全汁

楊梅瘟論治

楊梅瘟者遍身紫塊忽然發出衝瘡者是也服清熱解毒之藥並湯送人中黄丸并刺塊鮮出血

清熱解毒方 黄連 石羔 甘草 黄芩 連翹 桔梗 荊芥 牛蒡子 有寒除芩梔之加大便實加大黄小便澁加通草車前

人中黄丸 大黄三兩 人中黄 蒼朮 桔梗 滑石各二兩 人參 黄連 防風各五錢 香附 薄荷 共為細末神曲為丸氣虛四君子湯送下血虛四物湯送下痰甚二陳湯送下熱甚以童便送下

疙瘩瘟

疙瘩瘟者發塊如瘤遍身流走旦發夕死者是也用三稜針刺入

委中穴三分出血，服人中黄散：辰砂、雄黄各，人中黄丹共为末，薄荷叶、桔梗叶煎汤送下。

暑疡论治

凡疮疖毒疮发热，有时晡甚，旦至夏暑月间，有头面外项赤肿，或咽喉肿痛，或腮边颊肿，长至数寸，不能步履，人皆疑为毒疮，但头痛内燥，昼夜发热不止，自与疮毒不合，服败毒散（羌独活 前柴胡 枳壳 桔梗 川芎 薄荷 甘草 茯苓）加石羔、黄连，热症一钱，赤肿自消矣。

暑疮论治

暑热之时，有遍身发疖，如碗如杯如桃如李，晶莹脆薄，中含臭水此濕熱之水泛於肌表也黃連香薷飲及解毒湯黃連香薷滑石扁豆甘草黃芩茯苓車前內熱便閉以疳臭熾涼膈散黃芩大黃芒硝甘草山梔連翹薄荷或承氣湯大黃厚朴枳實芒硝外以鮮蓮花瓣貼之周時平消

凡痘疽瘡瘍潰膿內外觸風寒腫脹僵硬膿水清稀出而不作臭汁潰敗不生好肉用木香檳榔黃連等分為末敷之

骨梗論治

諸物之骨逆於咽喉不能吞吐勢危急以立二方皆誠靈驗如或不效莫如以物制物鷄骨用狗涎魚骨用猫涎稻芒用鵞涎點入喉中即化如神

倒捉龍　治魚骨哽

硼砂仁　甘草　各等分為末用棉裹少許入口中徐徐嚥津即隨咳吐出

烏龍丹　治諸骨哽垂危者

烏梅肉　五倍子　各等分研膏合而為丸如龍眼肉大含在口中嚥津即能化下加硼砂尤妙

附損跌打損傷煎藥方

上部　川芎[illegible]　毛姜[illegible]　黑山梔錢　羌活錢　丹皮錢　白芷錢　劉寄奴錢

防風錢　歸尾錢　茄皮錢　川玉金錢　桑枝[illegible]

中部　杜仲一錢　枳殼一錢　桃仁一錢　杞子一錢　狗脊　炒白术一錢　棗仁一錢　延胡索　劉寄奴一錢　天麥冬　茄皮一錢　毛竹節一个

下部　牛膝一錢　劉寄奴一錢　桂枝一錢　木防己一錢　五加皮一錢　威靈仙一錢　秦艽一錢　木瓜一錢　當歸一錢　油松節

此三方俱用陳酒煎，百發百中之驗方也

外科諸症歌訣

癰疽

癰疽發背氣凝熱，先宜敗毒以托裡，高熱屬陽陷屬陰，陽輕陰重費調理。

瘰癧

瘰癧相連頸項生，憂勞氣鬱結生形，益氣養營并解鬱，內消方見藥通靈。

疔瘡

疔瘡名有十三種，皆由熱毒附邪風，外宜刺破敷生藥，黃汁須發

毒外攻

臁瘡

臁瘡溼毒兼風熱兩脚生瘡腫爛裂却除溼熱更誅虫葱椒湯洗以敷貼

癜風

白癜紫癜一般風更宿汗斑亦相同内服敗風丸散藥外將末劑擦之安

諸瘡

一切無名腫毒瘡潰與腫起痛雖當急將妙藥頻敷貼免使猖狂

杜氏外瘍節要

脇部 脇直下謂樞 足少陽

臑部 自肩至肘曰臑 前廉手陽明 外廉手太陽 內廉手少陰 內前廉手太陰 內後廉手少陰

臂部 上廉手陽明 下廉手太陰 外廉手少陽 內廉手厥陰 內上廉手太陰

內下廉手少陰

股脛部 前廉足陽明 外廉足太陰 外廉足少陽 內廉足厥陰 內前廉足太陰

諸經向導藥

太陽經 上羌活 下黃柏 陽明經 上白芷 升麻 下石羔

少陽經 上柴胡 下青皮 太陰經 上桔梗 下白芍

少陰經上 上羌活 下知母 厥陰經 上柴胡 下青皮

手太陰肺 南星 款冬花 升麻 桔梗 山药 桂枝

五味子 粳米 白茯苓 阿膠 葱白 麦冬 杏仁

桑白皮 麻黄 天门冬 益智 丁香 知母 梔子

白豆蔻 砂仁 黄芩 石羔 桂枝豆蔻 石斛

足太陰脾 茱萸 草豆蔻 砂仁 人参 益智 石斛

防風 代赭石 甘草 赤茯苓 半夏 当归 蒼术

白术 黄芪 麻子仁 膠飴

通入手足太陰肺脾 白芍药 酒浸 升麻 赤芍 木瓜 藿香

元胡索　砂仁

手陽明大腸　升麻　麻子仁　秦艽　薤白　石羔　白芷

肉豆蔻　白石脂　砂仁　白石脂兩使

足陽明胃　丁香　草豆蔻　砂仁　防風　石羔　知母

白朮　神麴　葛根　烏藥　半夏　升麻　蔥白　蒼朮

白芷

通入手足陽明　麻黃（酒）連翹　升麻　白朮　大黃（酒）葛根

石羔　白芷　桔梗　佐以竹葉

手少陽三焦　川芎　大黃（酒）柴胡　青皮　白朮　黃芪

熟地　石羔　細辛　附子　地骨皮

足少陽胆　半夏　龍胆草　柴胡

通入手足少陽　青皮　柴胡　川芎　連翹

手厥陰心胞絡　牡丹皮　白术　沙參　柴胡　熟地

足厥陰肝　龍胆草　山茱萸　阿膠　瞿麦　桃仁　蔓荊子

代赭石　當歸　甘草　青皮　羌活　吳萸　白术　紫石英

通入手足厥陰　青皮　熟地　柴胡　川芎　皂角　苦參

桃仁

手太陽小腸　白术　生地黄　赤石脂　羌活　赤茯苓乙

砂仁 赤石脂為使

足太陽膀胱 滑石 蔓荊子 豬苓 澤瀉 桂枝 茵陳

白茯苓 黃柏 羌活 麻黃

通入手足太陽 蔓荊子 羌活 防風 藁本 大黃 酒黃柏

白朮 澤瀉 防已 茴香

手少陰心 麻黃 代赭石 桂心 當歸 生地 紫石英

黃連 梔子 獨活 赤茯苓

足少陰腎 知母 地骨皮 黃柏 阿膠 地膚子 元參

牡丹皮 敗醬草 牡蠣 烏藥 豬苓 山茱萸 松香

白茯苓　甘草　天门冬　益智　泽泻　五味子　丁香

獨活減用桔　桔梗減用桔　吴萸　砂仁　黄柏茯苓两使

通入手足少陰　五味子　細辛　熟地　泽泻　地榆　附子

知母　白术

命门　附子　沉香　益智　黄芪

分經絡

人身之有經絡猶天地之有界分治病不知經絡猶捕賊不知界分其能無誅伐無過之咎乎況手足十二經絡有血氣多少之分如手少陽三焦足少陰腎太陰脾多氣少血手厥陰心胞大腸小

腸乃太陽膀胱多血少氣手陽明大腸乃陽明胃多氣少血此乃大較也多血少氣者易愈少血多氣者難痊氣多之經可行其氣血多之經可破其血不可執一也丹溪曰六陰六陽經分布周身有多氣少血者有多血少氣者有多氣多血者不可概論也若夫要害處近虛處怯薄處前哲已曾論及惟分經之言未聞也何則諸經惟少陽厥陰經之生癰疽理宜預防以其多氣少血也其血本少肌肉難長瘡久未合必成危證又云少陽經多氣少血與厥陰同少陽有相火尤甚於厥陰經者其有不思本經少血遽用驅毒利藥以伐其陰分之血禍不旋踵矣或曰太陰經非多血少氣者

乎何臀癰之生初乎甚若狂之間有不救者吾子其解治之乎予曰臀居小腹之後而又在下此陰中之陰也其道遠其位僻雖曰多血氣運不到氣既不到血亦罕來中年以後不可生癰總有膿痛發之脈證但見虛弱便與滋補血氣庶亦可保終吉若用尋常驅毒清熱之藥虛脫之禍必招諸掌可不慎歟且夫火熱而病亦有微甚所謂君火相火是也瘡瘍所發有癰疽癤癧輕重淺深不同或止發於一經或兼二經者止當求責於一二經不可干擾餘經也若東垣發方用藥是矣別有兼風兼濕兼痰兼氣兼血兼陰虛等症病本不同治當求責前論雖略比諸世行外科書大因人

形瘡樣而不分經絡者大有徑庭矣

河間灸刺法

河間灸刺法謂凡瘡瘍須分經絡部分血氣多少腧穴遠近從背出者當從太陽五穴選用至陰 在足小指外側去爪甲角如韭葉大

下通谷 在足小指外側本節前陷者中

束骨 在足小指外側本節後陷中

崑崙 在足外踝後跟骨上陷中

委中 在膕中央約紋動脈

從鬢出者當從少陽五穴選用竅陰 在足小指次指端去爪甲如韭葉

夾溪在足小指次指岐骨間本節前陷中

臨泣在足小指次指本節後陷間中

陽輔在外踝上四寸輔骨前絕骨端如前三分

陽陵泉在膝下一寸外廉陷中

從髭出者從陽明五穴選用厲兌在足大指次指之端去爪甲如韭葉許

內庭在足大指次指外間陷中

陷谷在足大指次指間本節後陷中

衝陽在足跌上四寸骨間動脈去陷骨三寸

解谷在衝陽後一寸五分腕上陷中

泻膈出者則惟絕骨一穴在外踝上三寸動脉中　详見癰疽灸經

針烙

凡用針烙先察癰疽之淺深及膿未成已成高阜而軟者皆在血脉肿平而堅者皆在筋脉皮色不相辨者皆在骨隨高阜而起者用鈹針淵之疽始生粒便可消退漸長如蜂窠者尋初起白粒上烙及四圍烙四五下於牛項之皮者疽頂平而淺者皆宜用大針烙之其針用圓針如筋如繅鏠大頭圓平長六七寸一樣二枚蘸香油於炭火中燒紅于瘡頭近下烙之宜針入向軟處一烙不透再烙必得膿出瘡口烙者名曰熟瘡膿水常流下不假按抑用紙捻

使瘡々口々不合用舊篩撥及斜取牛膝根以用翠青掐脈等錢々臨用以糯米飯和成軟條子兩淺深從々外用拔毒膏貼々瘡毒未成烙々可散潰而未破針々可消但要用白之宜耳如當用針烙而不用則毒氣往而深膿腐蝕生膏膜爛筋壞骨難乎免矣若毒深針淺膿不得出毒深烙淺損傷良肉不當針而針誤作瘢此皆不能愈矣反生增痛或瘰癧久不愈漏瘡經年或通或閉瘡痕瘡口不收皆因冷滯不能收斂亦宜瘡口內外四畔烙々癰疽必散及膿見白紅腫爛開用鐵針燒赤四圍刺々則紅腫收縮矣

林洗

古人論瘡腫初生經一二日不退即須用湯水淋洗之宜在四肢者溻漬之宜在腰腹及背者淋射之宜在下部委曲者浴漬之宜能疏導腠理通調血脈使無凝滯也集驗云淋洗之法每用藥二兩水三升煎取一升半去渣以淨帛蘸之乘熱溻患處漸覺藥涼仍淋洗之稍冷則急令再換慎勿冷用腫瘍宜此葛根湯一日五七次洗之每洗後拭乾視瘡頂上有白粒如米大者以五灰膏點破之瘡眼數處皮散次用此調大鐵箍散圍貼四邊紅腫處用正鐵箍散圍貼瘡口再洗則先去舊藥每一次洗換新藥仍用大鐵箍散如前圍貼瘡口如潰瘍先用豬蹄湯一日二次洗之後用

大鐵箍散同用追毒散、拔毒等药貼之，敗肉去除，間二三日一洗之，可换長肉膏貼之。淋洗之，瘡疽初發則宣拔邪氣，可使消退；已成洗之則疏導腠理，調和血脈，探引熱毒從内達外，易深爲淺，縮大爲小，紅腫退盡。洗之則收；黑紫黯洗之紅活，逐惡氣，去風邪，除舊生新。於瘡冷膿不收者，濃艾湯洗，燒松香兔毛熏之。淋洗之藥可與鐵箍散並行同功。 大抵灸烙溻漬各有所宜，凡疽則宜灸不宜烙，瘡不是丹瘤腫毒宜溻漬之，腫皮光軟則針開之，以泄其毒。認是疽瘡，速以艾炷如菉豆許大灸之二三壯，灸以覺似微痛乃火氣下徹，毒氣隨火而出。如疼痛宜洗之，藥以椒鹽葱和搗捻作餅子如銅錢厚安瘡頭上灸之覺大熱即揭起又安它上餅乾再易新者若是瘡痛即須更灸壯數以多爲妙也成膿者不可灸當針開之初覺背上有瘡疼痒略異認是發背即取淨土水和捻作餅子徑一寸厚二分貼瘡上作艾炷之灸之一炷一易它瘡粟米大時可灸七壯如錢大者日夜不住灸以愈爲度它瘡癰惡瘡諸法不驗取蠐螬剪去頭安瘡口上以艾灸之七壯一易不過七枚無不效者又法以吃大嬰之虫因前灸之屢試屢驗人方秘之往往父子不傳

灸法

瘰疬初發小點一二日間急以大葱頭横切如錢貼在中心頭小艾
炷灸之五壯而止若形狀稍大以黄秆帶繫縛全貼認先發者爲
筋脚於先發者灸之或兩者先發皆灸但五六七壯即止又從屈指
從四圍尋摸遇痛者是根就此重摸深入自覺輕快即此灸之更
於别處灸若或大腫即揭蒜面餅焙乾離從錯灸熱更換疊以熨
斗大於蒜餅上熨之更換熱餅頻熨如覺患者走散即以綿帛遮
蓋勿令泄氣候少間敷藥包瘰疬展大如龜之形且看頭向上下
先灸在前兩脚後灸在尾或紅筋走緊而長從尾灸之須留頭
并後兩脚勿灸盡之不惟大氣難聚且毒無所走散又攻入裡

也或辨認不真以白芷三分漢椒粟白芷各一分連根葱白三條取新水煎湯入碗半杯淋洗少頃其節自現可以辨驗頭尾

秘方托裏散 治一切瘡毒始終常服不致內攻 瓜蔞大者一個杵 當歸酒拌切 黃芪鹽水拌炒 甘草 白芍酒炒 生皂刺炒 金銀花 天花粉 熟地冬月用生地酒五茶鍾和藥五兩入磁器內厚紙封口再用油紙封置湯鍋內蓋緊煮至藥香取出分服直至瘡愈

秘方托裏飲 未成即消已成即潰 瓜蔞新者一枚去皮火燒 沒藥酒化去另研 金銀花 甘草 生薑各二錢 右為細末用好酒三升銀器磁器內煎至一升分三盞之次飲若病微者只一服如服托裏藥不能消散又作瘡者用此

秘方拔毒散 治一切瘡癤腫毒乳瘡 生功不可盡述 没药 川山甲 炮 當歸

木鼈子各五錢 瓜蔞仁 一个 甘草 三錢 忍冬藤 五錢 牙皂 川 大黄 生熟各 大

黄各 錢 連翹各五錢 生地 各下 作一劑 水酒各半共二中 煎至一鍾服

歸芪湯 治瘡癤 手足頭但腫痛 黄芪 當歸 瓜蔞 甘草 皂角刺

金銀花各五錢 右㕮咀 作一中半 煎八分 去渣入乳香 酒再煎服

又方 川貝 川山甲 天花粉 各末 每服五錢 酒二鍾煎半

中 一日四服 其毒從大小便下矣 可與前方合為一貼

治瘡癤附骨疽乳癰及一切瘡腫未破膿者 貼散極效 槐花 牙切 炒黃

拔毒 十斤 新鮮不油者 滚火淬 溫熱之者 右入砂鍋內研爛 和泥 熱酒調和 連渣溫

服多飲令致一醉而收瘡腫散矣

特異萬靈散 治瘡疽背背腫毒等症神妙 石羔燒通紅七次 泥上一宿 大白南星 赤小豆 草烏連皮尖 各半兩 乳香 沒藥各三錢 各研 右為末，蜜水調成膏，從外抹收入留最高處如錢大勿敷，於瘡已破切忌藥入瘡口，恐瘡斂毒排膿不致潰爛，屢效

治冷瘡膏 理三頭陰毒並瘡疥毒瘡皆效 生鐵鏽 輕粉各三錢 白松香 二兩 麝香少許 先將鐵鏽、松香為細末，入銚內，加麻油丹，慢火煎數沸，離火，待熱退，入輕粉、麝香攪勻，即為膏矣，收貯，量瘡大小攤貼患處

治背秘法 李北海云此方神技奇妙 以甘草三兩生搗別篩末大麥

麵九兩放一盤中相和攪勻取上好酥少許捺入藥令勻百沸

湯搭勻作餅子要大於瘡一分攤敷瘡上以油締濕令通風冷

則換之已成者膿內則出未成者膿便消化

硇砂膏 治瘰癧腫毒并治瘰癧 點落肬瘊等症 硇砂生用五 石礦灰黃色丹如白丁香炒黃二五

黃丹半斤生用 石鹼七斤 水五升 同極細末 次將鹼內煎作一碗成膏

待冷以前入膏和勻藏磁器中一應毒物以膏自點之

六灰膏 治發背疔瘡瘡子腫毒瘰癧瘡痔瘡 瘊子肬子黑子功用與硇砂同 灰莧 桑木 棗木

磨者料 茄料 石礦灰研細 右不拘和勻湯泡水淋淋下之

收並成膏於瓶裝磁器中一應毒物以膏點之或點痔瘻瘡待爛去少許再點之再爛去於是漸漸點去

六合回生丹 治黃瘡痘瘡潰爛 首尾回生之妙 鉛粉 丹 輕粉 銀硃 雄黃 乳香 製去油 沒藥 去油 五半 以上各揀真佳者研為極細末收貯瓶治病先並好濃茶將瘡洗淨軟帛拭乾即剖開豬膽子一枚用藥一分於膽子上即敷患處待膽子上黃熱於並良久取去自然拔毒氣減痛若完瘡口出膿穢不可手擠第二日依前法敷之三日亦然瘡勢惡甚可敷至八九次瘡小只敷一次可痊癒膽子不黃熱不治又治對口瘡同前

治肚瘡少腹瘡及腿上點骨瘡神效又云治發背亦效大抵治下部瘡疽最妙 用黄狗下頦連舌連皮毛下入罐中鹽泥封固鐵盞蓋口燒一炷香覺烟清即止務宜存性不可過了則無用矣視其骨灰正黑色者為妙若帶白色者性已過無性勿用 狗下頦灰 白斂末 豌豆粉各等用 右三味等分每味五錢為率酒調空心服外以三味等分為散煎香油調敷患處奇驗以服藥後出臭汗及熟睡為準 史鶴亭太史親見顏天宇室人驗過

夾紙膏 治濕毒臁瘡 麻油 血餘 云母 龍骨 血竭輕用 石脂 黄白占俱等用 桂枝 當歸 煎黑去渣入白言云

西洋膏藥方 治湯火傷并去腐用 黄蠟兩 松香半 水銀五錢 丁香一分 肉桂五分

大茴香一錢 右爲末加香油一茶鐘和熬成膏

又方 去腐生肌收口 黄蠟兩 松香兩 官粉半 血竭半 共爲末香油一

茶鐘熬膏

降藥 硇砂半 水銀兩錢 皂礬七錢 硃砂錢 膽礬三錢 火硝兩錢 人言半

白礬兩半 食鹽半

八寶丹 山甲炙一錢 斑毛三錢 炙乳香三錢 全衣去足三錢中焙衣 炙沒藥一錢 蜈蚣三條炙

全虫酒洗 元寸一分 共研細末用

昇藥 明礬 火硝兩 雄黄三錢 硃砂三錢 水銀兩 共研細末入罐

礶内鑲蓋鉄綁鉄線先用白皮紙条塞緊口再用鹽泥封固三釘文武火昇斗景香一炷爲度退火待冷開礶刮取蓋上霜用每霜三錢加乳香五分没药五分和匀入小口磁瓶内須慢口扎定坐下放膏药上七厘生肌

觀音露 治一切腫毒奇驗 蝌蚪半斗 没药一研 乳香一研 蟾酥一研 射香各研 芒硝各 共入小瓶内蠟封口埋地七日夜其药俱化爲水連瓶收存每用筆蘸塗患處即消

乳癖一名乳結一名乳岩 野茄子煎湯服神效爲末服亦可

治瘰癧瘡串仙方 老鴉眼睛藤上放不落的猪精肉一斤蓮熱每

次吃四兩，吃數日再半不愈，未穿即消，已穿即愈。

方朔偷桃治瘰癧　汞三丅　硝三丅　鹽二丅　白礬二丅　硇砂四分　朱砂

共入罐降三炷香，取靈藥，蒸米飯丸如粟子大，每一癧用一粒。

三次核出，生肌散收口。

立消痰核痰串並方　紫花地丁丑　金銀花丑　角刺丅　歸尾上　赤芍上

鼻桔梗丑　白芷　乳香　川山甲　甘草　陳皮　貝母　沒藥

防風　花粉各丅　大黃丑　好酒一碗，根水二碗，煎一碗，渣再煎。

治此減半痰在身加桂枝丅，中加杜仲丅，下加牛膝丅。

治鵝掌風　用鵝卵石一塊，燒紅，用片碗放升肉，將皂角粗末摻

上燒烟薰薰定治痒若再薰數次必好

癩痢頭　菜油一斤烏梅七个以排丑收成信之又鯽魚一斤約五六寸長者之腸不可落水入人言於腸中共前藥入油同煎焦魚色青紫約油一斤煎至半斤而後去魚并藥渣將油埋地中六七个月去火氣臨用腐干水洗淨瘡垢取油搽之三四次即愈此油愈久愈良此能生髮真仙方也

走馬牙疳　芦甘石一兩入銀罐內著實火煅一炷香用以黃連水並濃汁淬乾再末加冰片三分共研細吹之如眉批枋馬桶內人中白培量加更妙

又方　胎髮一箇瓦上火煆存性研極細　冰片一分　珍珠三分入豆腐內煮研三千声　射香一分

共研豬胎油調勻敷之即出餘毒若唇爛之甚者敷之立愈

乳鵞　蟢蛛窠燒黃單鵞用單雙鵞用雙　飛凡末少許　共研和葦管吹之愈

治自化吐出惡血一盞愈　或拔婦人腦後髮一根將蟢蛛窠

纏於銀簪腳上燒灰吹蛾上吐去惡血即愈

治急喉閉用奪命散　枯凡　牙皂　硼砂　姜蚕以上等分為末吹

少許於喉中痰出即愈

疳腮　赤小豆為末雞子清調敷

瘰癧痰核痰串　豬胆熬膏敷之未穿即消已穿即腐相痰如綠

粉流去長即平漸〻收口

治赤鼻　枇杷叶露日取來煎湯飲并洗即好

治油灰癩𤻲　番木鱉（去殼焙）末　將盛油瓶煎好爐之污織入木鱉末於油內拌勻先搽半邊用油傜蓋不十數日自脱落矣再搽那半邊全好時生髮如舊煉出一料可一毬塗滿則出鏽滿面矣

又方　花椒入麻油內煎枯〻渣加枯礬細搽〻

天蛇頭生在指頭痛不可忍臭不可聞　金頭蜈蚣（一條去頭）焙乾爲末

　豬胆汁調敷即好

乳岩　蝦蟆殼露天糞坑內浸四十九日取起漂淨火煅爲末每

服三錢出核立消此病若要不治致死用此神效　或用熟蜒蚰

殼放童便內浸三日取起再用一個燒脆研末陳酒送下

治鼻內生息肉名鼻痔　明礬　蓖麻子七个　鹽梅核五个　麝香一分　共

研為末丸如棗核大用棉包塞鼻內其痔化成水流出自愈

乳癖　牙皂二个燒存性為末臨卧陳酒送下　未成即消已成即潰已潰即收口源

要盡量飲酒以助藥力

拔疔散治刀鐮疔以磁石研細為極細散　硇砂　硼砂　皂凡　食鹽各五分　共

入鐵杓內炒化為水鐵鏟炒乾至綠色研細入磁瓶封固用時

將疔瘡挑破見血用銀簪蘸藥點入瘡內以厚紙攤小膏藥貼

之二三寸長時黑色夜紅散日痂落而命加硃石及疔毒盛拖去者其血自不治之三日即死　其不能見血或以艾灸之于第之血滴入一點然后點藥拖時須下手用力拖至大向亦不覺痛惟見生血界覺微痛及此治之十可活一二也

治豎頭疔一名千日瘡　雄黄五分　東丹五分　白朮一中十　四月十四日搽勻為在瓶內再用一粒其四眼見在豎頭肉上搽七搽將朮掐入井內未爛即好　又方用芝麻花塗效　罌粟叶搗爛塗更妙和不再背將搗爛用搭患處亦可

點風毒痘散　禾灰五升篩極細水浸三日灘水點面覺微辣入　飛丹七分全入鍋煮乾收

用苛用此節子蘸調點風

楊梅瘡　麻黃春三夏六兩秋八兩冬九　大黃三兩　威靈仙　蟬衣　川芎丹生

羊肉三斤　放水十大碗約煮至四五碗取去羊肉除渣吃三將

麻黃靈仙蟬衣川芎四味水碗重加羌活各三入羊肉汁內煎至

一大碗入大黃一滾即趁熱透吃頓服用棉被蓋出臭汗以透爲

度將身上汗濕衣脂另換新衣不可冒風吃三至風交七日命

楊梅瘡　王姓秘傳　用桂大活蝦蟆一隻裝入瓦瓶內能飲食者下酒

一斤塞緊瓶口勿令泄氣慢火煎三三先連瓶共稱過若干重約

煎折一半任犬之蝦蟆只飲其酒內服棉被蓋出汗不可冒風

上部疮多食後服下部疮多食前服不能全愈停二三日再服

三仙丸 治廣疮 砒七厘壯者用不分製過佳 輕粉三分 孩兒茶一分 共爲細末麵爲丸如綠豆大分作九服一日三服早午晚冷茶下 三日[illegible]七日形迹 大忌食熱物

楊梅疮第一方 珍珠五 琥珀五 牛黃五 胎骨五 硃砂五 水飛三分

滑石五 滴乳石五 右藥各研細末每服用土茯苓一斤河水壹碗井水一碗煎至一碗用藥二分五厘入小盃內用土茯苓湯少許調勻再將湯沖滿送下

治廣疮鉛湯 鉛三斤 打做帘蔦兒肥皂同共化 大米三斗浸透過放入鉛皂二味加諸藥做成酒將去糟鉛日服之次隨量飲之也

者兩科命

鎖毒流注　雄猪前蹄爪壳七个煅存性研末猪脂油研匀只要尋
起手這個敷之遍身俱消

火丹　赤小豆為末鷄調敷之

頑癬　河豚子兩个割開入信一錢泥封火煅煙盡為度冷定取
出研細燒酒調勻筆蘸癬上一圈癬邊上即收進一層逐漸盡之
以盡為度

濕癬　土槿皮一兩土大黃一兩斑毛七个人言丁白糖一兩燒酒一斤合浸
三日後筆蘸圈癬起小泡即愈逐日圈進為度

合掌丸 治瘡疥大楓子肉三油胡桃三水銀四分信二分 另研

臁窠瘡 紅棗肉蔥白各等分搗爛煎湯先薰後溫洗痛即不痛擠破去膿一日即結痂而愈

天泡瘡 生蟹黃搽之

坐板瘡 菜油一碗入雞蛋兩個硫黃一塊煎枯去蛋以油搽之

又 硫黃和柳蘸油磨搽 又 輕粉豬春水調搽

又 石蓮硫黃各一塊各蘸生油磨搽即愈

痒瘡 硫黃和樺燭油

治腿臁惡瘡一切血熱惡瘡兼治綉球風 用柏油調黃柏末加

烟膏少许痒者加不痒不必加一搽即好

治疥疮　田螺浸以麦麸拖土内只取前半面肉用醋浸切碎不

论有疮无疮不昔

臁窠疮兼治疥疮　猪脂油再斑毛七个去头入油煎枯去渣滤清大枫

子肉四十九粒研如泥搅入油内冷定搽之其效如神

治疮癣神方不治别癣　陈茄蒂、、三个铁锈丁离油滴滋磨下铁

末积至半碗将茄蒂蘸搽如刷箒样浸在铁锈锈内一夜即将

茄蒂蘸擦患处于卯再擦两三日全愈永不再发奇效

治流火　生姜汁四两和茌研汁、调拂拭红处凡流火用凉药要

至效獨此方用熱藥神效

治鼻中瘜肉或潰内瘜肉立刻可長并去枯腐斷搽上立長真神品也　治蚌一只黑鉛化開入汞和勻放入蚌肉泥封火煅橄欖灰分　兒茶分　硼砂　細末先以葱艾湯洗淨以藥搽上如去斷以鹹鹽湯嗽口上藥頻嗽頻上不可停如停即結痂不長如鼻中瘜肉專用黄蠟作一鼻子樣用藥厚載上面不然恐不周正也如陰囊爛壞亦用急性之草為末麻油調敷即便完好屢驗

屢驗秘之秘之

治小兒遍身癩瘡名狗屎癩癬　芝麻半升　鹽一兩　擂碎合和入麻

油乙斤拌和裝一瓶内夏布幔口合在一空瓶上放於缸内將稻柴灰填龍糠雄黃點火煨之火盡取出其油俱已逼下瓶矣退火氣筆蘸塗之立愈

痔漏　蚕繭十枚焙存性　蟬殼十個焙脆　新瓦川甲十片炙　番木鱉子去毛新瓦焙乾去皮麻油炙

為末每服只用二分半酒送下另加前四味煉為丸每服要五分二錢化管三錢長至六錢全愈外内新肉作癢服蠟礬丸數日不用刀針之第一方也

痔漏退管八仙退管　象牙白色錢　大蝎錢　白砒錢　雄黃錢　硃砂錢　結胎降二錢為度取其加黃蠟　陽起石錢　陳棕炭為　將良姜

湯浸棕在內然後入內燒存性研細用前藥再研極細用蜒蚰

爲末擣入管內即化如生肌加珍珠少許研細主血疸了

治痔漏　山東蚯蚓（五丈兩作另前）先將麻油盞中間一兩要黃色然後

下兩頭合蓋上要黃色取起入川黃連丹黃柏取起加白芷丹蓮

翹丹共爲細末糯米糊爲丸每服三錢空心白湯下全愈

又方（蒼[illegible]要倍）蚯蚓多槐角多生地丹銀花丹刺猬皮丹川連丹

當歸丹蒼朮散丹精汁爲丸土珠爲衣每服三錢清晨白滾水送

下如不用黃連槐角多用些

治痔漏退管神方（陳錢半錢）活鱉一個活浸一夜青布包泥固圍濟

炭火燒至無烟去泥全用四兩　管仲取根用酒浸晒七次焙燥焙研全用四兩　人退指甲炙黃研細三分　蜣螂蟲十八個燒焦　蟬退焙研　生蚕種殼　生蜜

蜂房燒灰蜂房三斤竟口大片入鹽打化仰焙之鹽全用　各為末和勻每日用腐衣六七小塊方一寸半許每塊包藥一茶匙白湯送下不過四五日其管自脫

脫後用生肌收口之藥

生肌散　黃芪二兩　象皮二兩　川山甲二兩　黃柏二兩　槐花二兩　共為細末敷之

退管內服丸藥　炒黃連二兩　石決明煅二兩　共為細末煉蜜為丸早晚各白术湯送下

治魚口未破者　將龜一个劈開一半去肉入吃乳令滿半留頭部

舊合西一个用濕草縛包空灰火內煨通存性好酒送下立愈

治橫痃初起　活鯽魚二三寸長一个　鱗萆腸搗爛加鮮山藥一兩合搗如泥敷患處立好

治下疳潰爛　大田螺一个用梢尖空口傾向上將鹽揭開兩个入螺殼之內螺肉俱化為水取水調杭粉五分搽裝入螺內外以鹽泥包固炭火燒之炷香為度候冷去泥取螺研細聽用先以葱湯洗淨敷藥數次即好

治便毒煎方　歸尾生　核桃肉生　生芒硝生　水二碗銅鍋三個合煎至一碗入生大黃生一沸即起去渣露一夜空心溫服之

行三四次方可飲食

治下疳此方誥貴人合口速愈數人治驗之　毛杖馬蘭頭拔取搗汁汁滾陳酒服一碗

出鼻汗不可動汗止去換污衣大便後出要揩不可擤鼻即愈

生膿即將魚腦洗淨敷上一日幾換數日即愈矣

生肌止痛散　治騎疳瘡出不可用　廣木香一錢　檀粉一錢　枯礬二

蘆甘石一錢去研細入豬膽一個取汁拌勻曬干再研細聽用

臁瘡疼桃花散　煅石羔一兩　海蛤粉一兩　月銀硃一錢去研和乾摻臁瘡疼

繡毬風　山藥核煎湯三四次即愈

婦人陰疼名蚌珠　治蚌肉切作片貼之黑氣即換二三次即愈

治小兒喉癬仙丹內府清火解毒黃連湯　黃柏末牲青黛各分人
中白煅卜土貝下連翹下冰片下犀角下共為末麻油調塗
濕毒臁瘡　冬青葉浸醋內飯鍋上蒸熟取貼患處乾即換之
漏蹄風婦人腳上叉痒　枯礬生石羔畫餘粉主共研細溫湯
洗淨搽之
治無名腫毒及對口瘡併搽背　閩東山羊角在瓦上焙干用刀
刮下再焙乾研細末豬脂主用酒吞下將被蓋睡即愈
又方　真石青研末大冰片分研和勻磁罐收貯臨用豬脂少
許菊花葉汁調敷其腫即愈如無菊葉時用芭蕉根汁亦好

治惡瘡方　冬瓜一个截之以一頭合瘡口候冬瓜熱削去再合熱減乃已

治癬頑甚方　用紅棗七枚燒水銀一醋少許和研不見星抓破塗上藥後而愈甚驗

癰疽疔癤腫毒　夫瘡之痛痒皆屬虛實實熱故痛而熱者為實痒而寒者為虛是故諸瘡痒皆生於心心主血而行氣氣血凝滯而為瘡癤癰疽闊大一寸以上曰癰疽一寸以下曰瘡癤惟背疽疔瘡最為惡症其初發也身體或先熱而後寒或先痒而後痛或先不痛最為惡症且如背瘡始生如粟米粒大便宜覺時便於痛處將艾灸之痛則灸止痒痒則灸至痛使毒氣隨

火而發於失之於初瘡勢已成又當審其虛實寒熱之實則清之虛者則溫之而後毒消膿潰方可治之症疔瘡者必發於手足之間生黃泡其或紫黑色至一條如紅絲直上倉卒之間急宜於紅絲所至之處以針刺出毒血然後以蟾酥乳香膏紅玉膏藥於正瘡上塗之針時問痛者知痛出血而好則可施治否則紅絲入臍攻心必致危困至於瘰癧項癰臂髂疽之類皆毒結聚積於內發於外治之者須解毒潰膿於血氣弱者又須補之此一定之法瘡瘍疥癬之類隨冷熱調之所貴知其氣血流動之源自失痛痒之惡證各以方隨症有效

十宣散　治一切癰疽瘡瘍未成者自然消散已成者自能速潰此藥最能清風生血　人參　黄芪　當歸酒各　厚朴各　甘草各　桂心各　桔梗各　川芎各　防風各　白芷各　共爲末每服二三錢熱酒調下不飲酒者木香湯送下

五香連翹飲　治一切積熱結核瘰癧癰疽瘡瘍　沉香　連翹　射干　桑寄生　丁香　獨活　木通　升麻　大黃酒制　甘草　乳香　木香制　麝香各　右㕮咀每服四錢水一鍾煎七分空心服

何首烏散　治脾肺風毒遍身癬疥搔痒肌肉頑麻紫白癜風　荊芥穗　蔓荊子　蚵蚾草　威靈仙　何首烏　防風

甘草 各等分 爲末每服二錢食後溫酒調下

如聖散 治肺藏風毒發於皮膚生瘡 蛇床子 黃芩 黃連亍下 輕粉 及 水銀 少 共

爲末先以溫水洗瘡後用清油調敷

升麻和氣飲 治瘡疥發於四肢痛癢不常搔之發起陰下濕瘡 干薑 只殼 半夏 當歸

茯苓各一錢 乾葛 蒼朮 桔梗 升麻各兩 大黃半斤 芍藥七錢 白芷

陳皮 甘草各兩半 右㕮咀每服四錢水一鍾加燈心生薑煎服

排膿護裡散 治一切癰疽已破未破者 蜈蚣 赤芍 當歸 甘草 各等分

爲末每服二錢溫酒調下不拘時服

玉粉散 治熱汗浸漬瘡腫燃痛 定粉 兩 蛤粉 粉牧 白石羔 石脂 白龍骨 各半

消石 蕎麥米粉 寒水石燒去火毒各二兩 共研細末每用少許干擦患處

牛蒡子丸 治風毒結核瘰癧痒痛 牛蒡子微炒 何首烏各一兩 薄荷 雄黃各五錢 射干

牛黃研 元參酒洗 皂角炙去皮 搥碎 水二升煎皂角成膏入前末丸如梧子大

每服一十丸黃酒湯送下

苦參丸 治肺受熱毒遍身生瘡 苦參一味為末以粟米飯為丸如梧子大每

服五十丸空心米湯下

遠志湯 治一切癰疽背疽惡候 遠志一味洗淨去心焙干為末酒

調方澄清飲之渣敷患處

白花蛇酒 治九種瘰癧痒痛憎寒壯熱 白花蛇酒浸軟去皮焙乾

干用丑黑牽牛生熟各半 生犀角 青皮 木香 為細末每服五
膩粉二分研勻五更時糯米飲送下
羌活飲 治四時邪搏肌膚發為癮疹寒熱通身搔痒 羌活 前胡 人參 桔梗
茯苓 甘草 枳殼 川芎 天麻 蟬退 薄荷 引生薑
咀每服五錢水一碗姜三片煎七分空心服
消毒散 治痘後癰瘡 川烏 草烏 蛤粉 海金沙 赤小豆 天南星
九珍散 治痘後瘡癤因血熱而生者兼治瘡癤 赤芍 白芷 當歸 川芎
大黃 甘草 生地 熟地 黃芩 瓜蔞仁 各等分為末
咀每服四錢水二中鍾煎一盞煎去二盞溫服

越毒散 洗諸瘡瘍神妙 越毒即山梔 黄芩 甘草 當歸 羌活 白芷

各等分共㕮咀每用井水五升煎四升溫洗

烏龍膏 治一切腫毒收赤暈 木鱉子去殼 半夏各兩 小粉兩 草烏半

右於鐵銚內微火炒令焦黑爲末去火毒再研以水調敷

乳香膏 追膿血消腫毒止痛不致苦 木鱉子去殼 當歸各兩 柳枝二寸 以上用清

油四兩共研慢火煎令黑色次加乳香沒藥各 白膠香淨者四

兩共研細末入油煎化以綿濾之再以長柳枝攪極勻再上火

熬不住手攪候油沸起住手但溫入黄丹一兩五錢滴水成珠

爲度秋冬於軟春夏於堅傾入水中去火毒貼患處

狗寶丸 治癰疽發背附骨疽惡漏毒瘡 金頭蜈蚣一條去頭尾足炙黄色 烏金石二錢 鯉魚胆干者七個去皮 黑狗胆一個 狗寶一錢生用 蟾酥二錢 乳香一錢 雄黄 硇砂 沒藥 輕粉 麝香 粉霜五錢 鉛白霜一錢 黄丹二錢 右用頭生男子乳一合 先將乳合乳香一錢 黄蠟二錢 入銚內慢火化開 入前藥末和丸如麻子大 每服二丸至五丸 白丁香七個真者 以新汲水化開送下 腰以下病食前服 腰以上病食後服之 臨時以熱蔥粥投之 令病者出汗為度

追毒丹 治癰疽疔漏諸惡瘡黑陷者 先服狗寶丸 次服烏龍膏 收腫除赤暈 然後用針開瘡 納追毒丹 使之潰 然後去敗肉 追毒

桃膠　巴豆七粒去皮去油　白丁香　雄黃　黃丹　輕粉各二分　加蟾酥尤速

右研和，加麩二三滴為丸，如麥子大，針破瘡口納之，上蓋以膏藥貼，追出膿血毒物。漏瘡四旁死肌不去，不可治者，不可此法追毒，去死肌，生新肉，不然命廢。小用一粒，大者倍用。

當歸飲　治心血凝滯，內蘊風熱，皆現皮膚，或腫或癢，或膿水浸淫。

當歸　白芍　川芎　生地　甘草　防風　白蒺藜　荊芥各一兩

黃芪　何首烏　苦參各等分　每服四錢，水一鍾，薑三片，不拘時煎服

竹茹膏　貼前瘡處

清油一兩　青木香　生青竹茹一小團　杏仁二十七粒去皮尖

以上藥入油內，慢火煎，令黃色，去渣，入松香一兩，熬成膏，用少許擦於上即愈。

輕粉散 治一切疙瘩瘙痒等症 輕粉 石砒半 大艸烏一錢 生用 蝎梢七錢

雄黃 硫黃各一錢 斑毛七个 射香少許 共為末 先用羊蹄菜根蘸醋

擦患處妙

破結散 治食癭氣癭筋癭血肉等症 海藻洗 龍胆草 海蛤

通草 昆布 枯角 松蘿各三分 麥麯四分 共為末 每服貳錢

忌甘草鯽魚雞肉

三聖圓 治癧 丁香五分 斑毛十个 射香一分 另研 共為末 用鹽豉

五十粒湯浸爛搗如泥 和前藥丸如綠豆大 每服五七丸

温酒下 日進三服 至五七日外 小便覺淋漓 是藥之效 再加丸

散服或便下青筋膜之狀是瘤根也

漏蘆湯 治一切癰疽若背及熱毒 漏蘆 芩 白芍 麻黄 大黄剉 白薇 升麻 枳殼 白芍 粉草各等分 右㕮咀 每服半兩水煎服

治毒氣上攻滿口生瘡 艸烏 南星各一斤 生薑大 棗大塊去皮為末 每服二錢 臨睡再用醋調貼于足心

乳香散 治瘡背內潰及諸瘡毒攻心痛不可忍令人嘔吐皆致 菉豆粉四兩 乳香一兩 去研極細末 每服二錢 新汲水調 食前服

一醉膏 治瘡背腦疽一切惡瘡 甘草半兩為粗末 沒藥二錢研 大瓜蔞一枚去皮 用無灰酒三升煎至一升溫服

竹筒吸毒方 治諸般惡瘡 苦竹長一二寸用頭節刮去皮以藥

為佳其大小隨瘡斟酌初煮時用白蘞蒼术烏桕皮厚朴

各五錢煮作用水一銚同竹筒煮入藥於筒内乘筒熱以手按

瘡上仍用藥煮一筒候前筒冷即換熱筒其膿吸入筒中即愈

頂門瘡毒受在心六腑與陰陽不調氣熱壅塞而成毒傷於腦經

此毒宜用敗毒流氣飲後用内托流氣飲

赤面疽毒受在脾經傷於筋骨氣血凝滯毒氣傷肝風熱成疔是

惡症也先用狗寶丸流氣追毒飲後用托毒飲

耳風毒毒受在心腎氣不流行壅在心經故傷於耳耳有五種耳

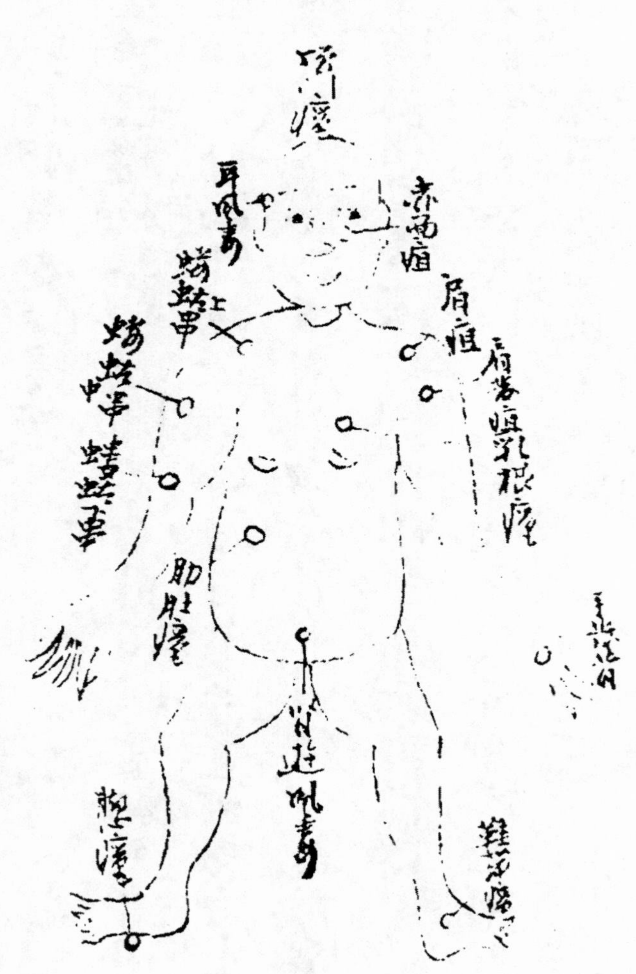
赤面疽
肩疽

痔耳蕈耳癢耳濕耳爛先用清毒流肝飲後用定痛降氣湯外
耳痔耳蕈先刺破用玉紅膏貼

肩疽毒受在膽與膀胱氣血凝滯不行用清涼膏貼之中用追毒膏

肩背疽毒受在膽肝兩經氣血不行故有此毒宜用藥治之

螻蛄之串因受濕毒傷於皮膚氣血傷膽怒氣傷心此乃串毒也
先用加味流氣飲之次內托飲後用定痛氣血飲治之

乳根癢毒在脾經氣血壅滯不行氣結毒聚而成也先用敗毒流
氣飲後用定痛氣血散治之

肋肚癢毒受在大小腸二經氣雍黃在表宜用加減內托流氣飲治之

腎遊風毒因腎與膀胱經冷氣乗傷腎經四流至膀胱此是風毒之症者用紫蘇流氣飲檳榔丸治之

手背背毒受在心肝兩經陰毒反流出於手背宜用定痛流氣飲并內托散治之

鞋帶癢受寒濕之毒氣血凝聚而成毒症也宜用定痛流氣飲檳榔飲治之

腳心癢毒受在腎經癰在腳心是為濕毒先用定痛流氣飲

散毒流氣飲　紫蘇　桔梗　白芷　枳殼　甘草　防風　紫花

人參　羌活　赤芍　川芎　獨活　升麻　各等分水二盞

煎一盞食远服之

内托流氣飲 人參 黄芪 厚朴 甘草 紫蘇 桔梗 羌活 官桂 檳榔 川芎 白芷 赤芍 當歸 防風 烏藥 各等分加姜棗水煎不拘時服如發熱加柴胡去官桂疼痛加延胡索加附子嘔吐加乾姜胃不開加半夏陳皮茯苓以上治項門癰

狗寶丸 蟾酥 冰片各一分 麝香一分 狗寶五分 共為末湯糊為丸如米大每服三丸葱白三寸和藥嚼碎熱酒送下蓋好出汗以用追毒流氣飲頭上用紅玉膏點破只用膏藥貼之四面赤腫敷黄五膏

紅玉膏 石灰一塊如拳大 糯米七粒 用鹼水化開一夜石對少許調匀點瘡上

五黄膏　大黄　黄連　黄芩　白芨　各等分為末井水調敷四圍

追毒流氣飲　紫蘇　枳殼　桔梗　甘草　防風　柴胡　羌活

川芎　白芷　芍藥　連翹　獨活　當歸　犀角　等分水

並水毒在上食後服毒在下食前服不退再服內托流氣飲已

上治赤面瘡　治乳根瘡去犀角加連翹

清肝流氣飲　桔梗　枳殼　黄芩酒炒　羌活　前胡去皮不用　甘

草　川芎　防風　白芷　荊芥　各等分水煎服

定痛降氣湯　紫蘇　厚朴　陳皮　甘草　半夏　川芎　白芷

柴前胡　羌防風　桔梗　加姜枣水煎服已上二方治耳風毒

人参敗毒散　人参　川芎　柴胡　桔梗　羌活　獨活　只壳
茯苓　甘草　防風　赤芍　水煎不拘時服

定痛乳香飲　人参　黄芪　當歸　川芎　茯苓　甘草　烏藥
香附　芍藥　白芷　乳香　連翹　加姜枣水煎不拘時服

已上二方治肩疽肩背疽

乳根癰用前追毒流氣飲去厚朴加連翹

肋肚癰用加減内托流氣飲　木香　人参　黄芪　官桂　川芎
防風　烏藥　赤芍　甘草　白芷　厚朴　木瓜　香附　桔梗
枳壳　赤茯苓　生地　各等分水煎不拘時服

螻蛄三串用上二方流氣飲加減去人参黄芪赤茯苓生地加川

楝子紫蘇姜棗煎服

再用三氣內托飲　木香　人参　黄芪　厚朴　甘草　紫蘇

桔梗　檳榔　官桂　烏藥　當歸　芍藥　白芷　川芎

防風　枳殼　半夏　各等分加姜棗以煎不拘時服

紫蘇流氣飲　紫蘇　桔梗　枳殼　厚朴　甘草　赤芍　白芷

陳皮　檳榔　香附　大腹皮　各等分以煎不拘時服

檳榔丸　檳榔　枳實　木香　防風各五大黄各五木瓜五各為細

末煉蜜丸如梧子大每服三十丸不拘時白湯送下上二方治腎氣流毒

内托散　木香　烏藥　甘草　防風　官桂　人參　黄芪　白芷

厚朴　川芎　當歸　赤芍　加姜与棗水煎不拘時服

定痛和氣飲　方見前　上之方治手背

鞋帶癰用檳榔散　紫蘇　枳殼　厚朴　甘草　檳榔　防風

赤芍　各等分水煎加姜与棗不拘時服兼用脚心癰定痛流氣飲更好

脚心癰用定痛流氣飲　人參　黄芪　當歸　烏藥　甘草

香附　和氣　枳殼　桔梗　赤芍　各等分加姜与棗

水煎不拘時服

痄腮毒受在牙痈通於肝經氣血不流壅滯腮腴是風毒之症先用清肝流氣飲次用托裡散治之

上發背受在心經主傷於肺已統於肝或心經發結聚成患於心氣傷肝壅去長毒先用敗毒流氣飲次用護心托裡散再用內托流氣飲治之

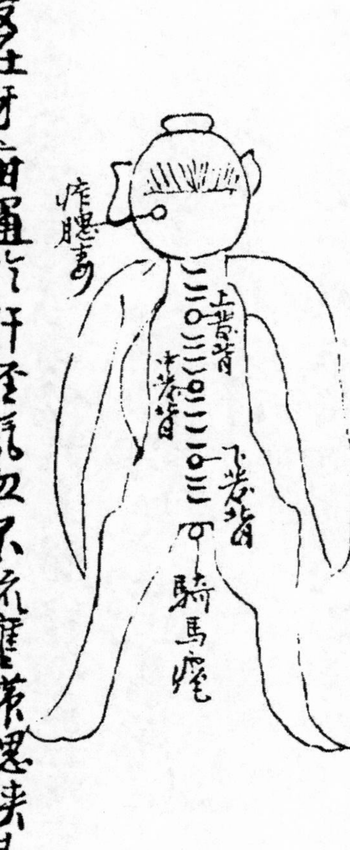

中發背受在神堂經亦心疵之毒心血壅去不能流肝氣血壅在背橫於肝經宜用上發背藥治之

下發背受在肝脾經流洩滯於五臟傷於之經此是之毒之疵治法以上但護心托裡散不可用

腰疽受在胞陰氣穴傷於寒濕氣不流於經絡宜用下發背藥治之

騎馬癰受在腎經毒氣逆毒傷於大腸經血聚成毒皆為疼痛此氣毒也先用散毒流氣飲後用托裏追毒飲治之

一方　國老湯加皂莢灰少許

清肝流氣飲此方見耳風毒門加赤芍石羔

托裏流氣飲即内托流氣飲與上方治痄腮方互頂門癰内

護心托裏散治上中發背　木香　乳香　人參　黃芪　當歸

川芎　白芷　甘草　烏藥　官桂　防風　枳殼　桔梗

加姜棗水煎不拘時服

敗毒流氣飲治下發背腰疽　木香　羌活　當歸　紫蘇

枳殼　甘草　防風　厚朴　官桂　白芷　白芍　茯苓　洎陳　桔梗

半夏　烏藥　黃芪　各等分加姜棗水煎服

騎馬癰用前人參敗毒散加紫蘇治之

内托追毒飲即前方去桔梗紫蘇官桂

圍藥金黃散治一切腫毒令內消決不作膿 白芷 白芍 白歛

黃柏 各五錢 共爲末用新汲水調圍敷

眉風耳門癰

耳根癰不治

肘口發疽

腮癰

中發疽

臂癰

腰帶

臍癰

腿癰

外臁瘡

裡臁瘡

眉風毒受在肝經以上氣血壅結成毒用內托流氣飲即前手背

背肉托清肝飲治之方見下忌魚腥辛辣 紫蘇 桔梗 川芎

甘草　防風　紫胡　前胡　川芎　羌活　連翹　赤芍

升麻　等分水煎食後服

耳門癰受風毒流注氣血不節聚毒之症即用眉風藥治之

耳根癰受在肝腎二經氣血不通流注耳根亦用眉風藥治之

腋癰受在心腎二經怒氣傷心流滯肝經風熱結聚成毒也亦用眉風藥治之腋上者爲腋風腋下者爲滿此症不可輕易

腰滯受在心腎二經風熱過傷心流于肝與膀胱不行壅在皮膚是風毒之症宜用清肝流氣飲治之不可敷圍藥

清肝流氣飲　枳殼　檳榔　防風　紫胡　甘草　川芎　白芷

烏藥　當歸　羌活　赤芍　茯苓　陳皮　水煎不拘時服

臍癰受在心經流於小腸蓄在臍中用托裡流氣飲並用消毒流氣飲治之

內托流氣飲　人參　木香　當歸　川芎　防風　芍藥　甘草

桔梗　白芷　黃芪　官桂　檳榔　枳殼　烏藥　厚朴

姜引水煎不拘時服

定痛之氣飲　人參　木香　乳香　香附　當歸　川芎　延胡

烏藥　白芍　防風　甘草　官桂　黃芪　枳殼　桔梗

厚朴　白芷　各等分水煎食前服

中背疽附骨毒　皆因熱血流注結聚為毒用消毒流氣飲托裡

流氣飲治之 人參 桔梗 白芷 枳殼 甘草 柴前胡
防風 羌活 當歸 等分加姜棗不拘時服用水煎
又方 黃芪 參 桔 紫蘇 芎歸 芍 烏藥 加姜棗水煎服
發背毒受在心腎二經通於五指經絡毒氣流走背而串毒用內
托流氣飲
定痛消毒飲 紫蘇 赤芍 桔梗 甘草 枳殼 川芎 羌活
防風 烏藥 茯苓 右等分加燈心姜棗水煎食遠服
丫刺毒 受在心經凝滯成毒血壅手丫用發背藥治之
腿癰受在肝腎血壅不行聚在皮膚背出成毒用敗毒流

氣飲因枳清氣治之

敗毒流氣飲　官桂　陳皮　烏附　厚朴　人參　甘草　紫蘇

枳殼　桔梗　當歸　赤芍　檳榔　川芎　羌活　白芷

大腹皮　各等分加姜棗水煎服

外臁瘡因受風毒血不周流聚於外皮致因搔損壅滯用紫蘇流

氣飲三氣飲和氣飲治之方見前俱加川楝子木瓜　大腹皮

裡臁瘡因停蓄受濕氣流血壅或因抓破搔傷而成膿水浸淫只

用上方治之

腳發背受在腎經濕熱毒流滯而瘡傷於指風血聚成毒此六患

痧先用紫蘇流氣飲後用三香和氣飲治之即上臁瘡之方

治臁瘡久不愈者　龍骨煅　銀硃　髮灰　白占　枯礬　朴硝

金銀花燒灰各等分為末乾摻之如干痛以香油敷

治老臁瘡　蜒蚰　蜈蚣　硃石　香芷　獨活　共為末桐油調敷

腦癰發在腎臟者熱壅上腦户結伏成毒用三黄內托定痛清毒飲治之

定痛清毒飲　人參　當歸　赤芍　白芷　川芎　枳殼　桔梗　羌活　川楝子　半夏　厚朴　紫蘇　甘草　茯苓　防風

各等分加姜棗水煎不拘時服

對口疔通於腦經風熱於乘結聚成毒亦用上之方治之

上中下三搭手發在五臟六腑熱毒鬱怒氣壅傷於肝經結聚成毒亦用三黄內托飲并清毒流氣飲治之

天蛇毒發在心經風熱傷於小肘臂也用內痛流氣飲內托清氣飲治之

定痛飲　人參　白芍　當歸　茯苓　甘草　川芎　金銀花

烏藥　白芷　桔梗　防風　紫蘇　連翹　各等分水煎服

清毒飲　桔梗　枳殼　川芎　防風　前胡　甘草　羌活

茯苓　當歸　赤芍　各等分加姜棗水煎服

腎癰發在心經伏熱結聚小腸流聚於腎經成毒癰也　用敗毒流

氣飲清心流氣飲治之

敗毒飲　獨活　白芷　白芍　澤瀉　檳榔　香附　茴香　延胡

各等分加姜棗水煎食後服

清心飲　茯苓　白术　豬苓　澤瀉　麥冬　陳皮　防風　赤芍

紫苑 羌活 香附 川芎 甘草 加姜棗水煎食後服如小便秘加赤芍

妊中毒 受在臀經寒氣阻滯而成也用加減紫蘇流氣飲數劑

流氣飲治之

加減流氣二飲 人參 白芷 當歸 茯苓 甘草 烏藥

川芎 白芷 桔梗 防風 紫蘇 連翹 金銀花 等分水煎服

二 桔梗 枳殼 川芎 防風 前胡 甘草 羌獨活 赤芍

茯苓 當歸 等分加姜棗水煎不拘時服

鬓疽受在肝胃心肺熱上結絡成毒也用敗毒清肝二流氣飲治之

清肝飲 紫蘇 桔梗 川芎 當歸 厚朴 薄荷 前胡 枳殼

甘草 防風 赤芍 羌活 羅卜子 華仁 山梔 煎服

敗毒飲 紫蘇 桔梗 枳殼 甘草 防風 香附 羌活

半夏　厚朴　青皮　烏藥　茯苓　紫苏　白芷　各等

分加姜枣水煎服不拘時

面風毒血氣上壅相結成毒此風毒症亦用敗毒清肝二飲治之

四種瘰癧　乃血氣上壅風熱相結成毒也亦用上二方飲治之

項云因五臟受毒氣壅風熱相結而成惡毒伏在臟府間之惡症

也用敗毒順氣内托流氣二飲治之敗毒方上見

内托流氣飲　人參　黄芪　厚朴　甘草　紫蘇　紫苏　當归

川芎　枳殼　官桂　檳榔　烏藥　桔梗　防風　白芷

連翹　獨活　各等分加姜枣灯心水煎不拘時服

結喉云發在咽喉之間，多因風毒結聚，宜用敗毒清肝二流氣飲治之

敗毒流氣飲　紫蘇　桔梗　甘草　防風　柴胡　前胡　赤芍

川芎　烏藥　茯苓　連翹　大腹皮　羌獨活　薄荷　水煎

清肝流氣飲　紫蘇　桔梗　枳殼　甘草　防風　前胡　白芷

厚朴　當歸　茯苓　陳皮　羌活　青皮　薄荷　加姜棗水煎服

上下左右腸癰發在肝經鬱滯不調，風濕結於腸胃成此毒症，用

敗毒流氣飲、清肝流氣飲二飲治之

敗毒流氣飲　紫蘇　前胡　厚朴　陳皮　茯苓　青皮　烏藥

白芍　甘草　枳殼　桔梗　紫蘇　加姜棗水煎服

內托流氣飲　人參　黃芪　木香　厚朴　甘草　紫蘇　枳殼
桔梗　官桂　烏藥　當歸　赤芍　防風　白芷　川芎　茯苓
陳皮　半夏　加姜棗水煎不拘時服

醫云受在腎經者皆濕毒結聚而成風毒惡瘡必宜用敗毒和氣
內托流氣飲敗毒紫蘇飲之俱治之

敗毒飲　紫蘇　大黃　枳殼　甘草　檳榔　香附　烏藥
防風　白芷　陳皮　木香　厚朴　赤芍　桔梗　等分加
姜棗水煎服

紫蘇飲　人參　黃芪　紫蘇　木香　赤芍　厚朴　甘草

桔梗 梹榔 防風 白芷 當歸 枳殼 川芎 烏藥

官桂 蒼术 加姜棗水煎 如濕加茯苓 紫蘇 羌活 痛加乳香 延胡索

腿游風受在小腸腎經傷於寒與濕熱氣毒流於腿足以右二方治之

紫蘇流氣飲 紫蘇 桔梗 厚朴 枳殼 川芎 香附 木瓜

烏藥 甘草 梹榔 防風 連翹 大腹皮 蒼术 加姜棗水煎

敗毒流氣飲 紫蘇 桔梗 厚朴 枳殼 川芎 香附 木瓜

烏藥 甘草 梹榔 防風 連翹 大腹皮 蒼术 加姜棗水煎

敗毒流氣飲 紫蘇 桔梗 枳殼 梹榔 陳皮 香附 大黄

甘草 羌獨活 烏藥 蒼术 加姜棗水煎

指風刺受在心經寒熱徼傷聚於手指毒血凝滯風毒瘡也方見下

定痛流氣飲 紫蘇 川芎 赤芍 歸尾 烏藥 枳殼 桔梗 白芷 甘草 香附 青皮 加姜棗水煎

托裡流氣飲 人參 黄芪 當歸 木香 官桂 白芷 甘草 防風 川芎 烏藥 厚朴 加姜棗水煎 腸脹七厚朴 腸胃虛加澤瀉實山石治之

上下眼丹　受在心肝經風毒熱血壅滯而成必致潰大忌風消

毒方見下

清心流氣飲　茯苓　防風　甘草　紫菀　羌獨活　大連翹
川芎　青皮　石羔　荊芥　紫蘇　麥冬　薄荷　白芍
等分水煎服
敗毒流黄連丸氣飲　黄連　羌活　黄芩　荊芥各　防風　甘草及黄丙
末煉蜜丸白湯下
白面疔發在諸經毒氣壅血成此毒瘀惡症也方見下另用枸頸
丸方見前
追毒流氣飲　紫蘇　枳殼　川芎　甘草　桔梗　赤芍　人參
羌活　獨活　木香　連翹　防風　檳榔　白芷　烏藥　青皮加棗二個水煎

内托流氣飲方見前

髭鬚毒受在腎脾風熱所攻血壅血結而成方見下

清心流氣飲　黄芩　防風　紫梗　羌活　甘草　人參

前胡　川芎　白芷　紫蘇　連翹　赤芍　茯苓水煎

内托流氣飲　人參　黄芪　白芍　當歸　甘草　桔梗　烏藥

白芷　厚朴　紫蘇　川芎　防風　枳殼　細辛　茯苓

加姜棗灯心水煎服

乳云腴腋云　因風邪濕熱氣血壅滞於胸膈之間皆兩脇痛方

見下

杜氏外瘍節要

定痛敗毒流氣飲　紫蘇　枳殼　香附　當歸　陳皮　防風
柴胡　赤芍　甘草　桔梗　白芷　羌活　青皮　川芎　烏藥
等分加薑棗水煎服

手心毒因氣血凝滯風濕所傷背面疼先痒甚者面患症方見下

定痛消毒飲　紫蘇　白芍　甘草　桔梗　枳殼　茯苓　防風
白芷　烏藥　羌活　等分水煎服

內托流氣飲　人參　木香　黃芪　當歸　川芎　白芍
防風　厚朴　桔梗　甘草　枳殼　烏藥　檳榔　紫蘇　白芷　等分加薑棗水煎服

臂面毒受在手陽明經氣血凝滯更受風濕而成方見下

清毒流氣飲　紫蘇　赤芍　當歸　茯苓　防風　羌活　桔梗

連翹　川芎　烏藥　白芷　柴胡　枳殼　大腹皮　甘草

等分加姜葱水煎服

定痛內托飲　人參　當歸　厚朴　桔梗　川芎　甘草

烏藥　官桂　柴胡　紫蘇　茯苓　羌活　防風　白芷

黄芪　香附　等分水煎服

手腕毒此症因氣毒凝滯風邪濕熱結聚而成方見下

定痛散毒飲　赤芍　白芷　甘草　前胡　羌獨活　茯苓

當歸　烏藥　桔梗　枳殼　防風　等分水煎服

内托流氣飲 人參 黃芪 厚朴 當歸 紫蘇 赤芍 枳殼
烏藥 甘草 防風 桔梗 川芎 白芍 等分加姜棗水
煎服如痛加乳香沒藥立效索

便毒鯽魚便毒因風濕傷於皮膚氣血壅滯發為疼痛方見下
紫蘇 枳殼 川芎 赤芍 甘草 當歸 檳榔 桔梗 羌活
白芷 大腹皮 等分加姜棗水煎服

内托流氣飲 人參 黃芪 厚朴 紫蘇 甘草 檳榔
烏藥 當歸 川芎 防風 桔梗 枳殼 赤芍 官桂
白芷 加姜棗水煎服

鶴膝風膝腫如饅首腿小如枯木不能行動受在肾肝憂熱証

毒傷於筋骨串於經絡方見下

紫蘇流氣飲　紫蘇　甘草　厚朴　赤芍　檳榔　烏藥

大黄　木瓜　防風　川芎　枳殼　大腹皮　如前食前服　連進十帖

内托流氣飲　人參　木香　厚朴　甘草　紫蘇　檳榔

枳殼　檳榔　烏藥　當歸　赤芍　白芷　川芎　防風

羌活　紫胡　茯苓　陳皮　加姜棗如前煎服

膝眼毒受在肾膀胱下氣流血凝滯此是瘡也方見下

紫蘇流氣飲　紫蘇　甘草　厚朴　赤芍　檳榔　烏藥　當歸

大黄 木瓜 防風 川芎 枳殼 大腹皮 水煎服

肉托定痛飲 人參 當歸 厚朴 桔梗 川芎 甘草 烏藥 官桂 紫蘇 羌活 茯苓 防風 白芷 黄芪 香附 水煎服

脚揚毒受在腎通於陽明經筋聚之處痛疼傷心惡症逆方見下

香蘇流氣飲 乳香 蘇葉 甘草 厚朴 桔梗 赤芍 烏藥 大黄 木瓜 防風 川芎 枳殼 大腹皮 水煎服

肉托流氣飲 人參 木香 厚朴 甘草 紫蘇 桔梗 枳殼 桔梗 烏藥 當歸 赤芍 白芷 川芎 防風

羌活 柴胡 茯苓 陳皮 李卜加姜枣水煎

粉瘤
粉瘤
油瘤不可治
粉瘤
筋瘤
乳瘰疬
肩瘤
血瘤不可治
乳瘤
發疽瘤可治
肘瘤
筋疾不可治
筋瘤不可治
腿瘤可治

夫諸般癭瘤不受餓症皆因風濕相搏傷於六腑流於經絡血脈

聚而不散日漸延長其名不一有筋瘤血瘤粉瘤之類有可治者有不可治者或有將破者用梅花散貼之未破者用紅玉膏貼令破七日後可去瘤中惡物用長肉膏貼之肉眼已密方以流氣飲治之此乃宿病之症不可輕易

咽喉乳蛾受在心經血凝結聚成云或是小舌腫毒不忍刺破用絳雪散吹之内服消毒流氣飲治之

紅玉膏合治在前大料於粉瘤

梅花散　寒水石二兩　血竭一錢　龍骨一錢　黃丹下共為細末擦之即治瘤之已破者

秘方消瘤飲　香附　川芎　陳皮　青皮　木香　官桂各一錢
砂仁　甘松　生芪右細末鹽湯調下每服三錢凡治贅瘤先剪
去破皮以藥點之痂落即去大者手捻一回了須先用擦血藥
凡治黑肉瘤先用麻布擦令血熱方可上藥大者用藥五六次
小者二三次直至根脫不痛自暈即止
筋瘤帶經絡垂　血瘤色如紫痂　翻花瘤如石榴花
米瘤開如米　氣瘤實　粉瘤内如粉
骨瘤硬實　肉瘤色紅　茄瘤如茄子
油瘤擦開如牛血　已上十三種惟眉上者可治如硬筋翻花者

瘡並可治。留破者亦可治。

長肉膏　治一切瘡已破者。楊　榆　桑　椰　槐　桃　枸杞

已上柴枝各四十九寸。先將真麻油一斤入鍋內煎滚，令枝

熬至焦黄色，去渣，再濾清，入黄丹，再將鮮柳枝不住手攪，

滴水成珠為度。傾入水盆內，去火毒，貼之。

內補十宣散　治一切瘡毒，瘡疽既潰，元氣虛弱者。人參　川芎

耆　歸酒洗　黄芪鹽水炒，各二錢　甘草炒　防風　白芷　桔梗　桂心

厚朴姜汁炒，各錢　共為末，每服二三錢，熱酒送下。

咽喉乳蛾碧雲散　朴硝　硼砂　殭蠶五分　薄荷葉七分　山豆　生姜汁　山豆

共並以干爲度收藏磁器內遇患此症用少許吹入喉中即愈

絳雪散 琥珀犀角丸治喉瘡喉癬一切君火傳毒等症煉蜜爲丸如彈子大噙化一丸即愈 犀角 共 琥珀 辰砂 茯神 人參 青黛 棗仁 牛黃 冰片各五分

硃砂 四錢 牙硝 五分 寒水石 硼砂各二錢 薄荷 青黛各九分 共爲

細末吹喉閉用烏梅七個濃煎加白蜜少許咽三五口喉中

血竭 遠志去心 爲末吹上即硝

舌上生瘡用黃連濃煎去渣漱口

治舌腫硬方 石竹霜 食鹽各等分爲末井水調敷之 甚妙

瓊雲散 治一切咽喉癰腫閉腫 蒲黃 青鹽 硼砂 牙硝

甘草各五分 共爲細末吹口 極效

清毒流氣飲 治咽喉襟症加牛蒡子 元參 山豆根 射干 人參 當歸
赤芍 川芎 白芷 枳殼 桔梗 羌活 半夏 厚朴
柴胡 甘草 茯苓 川楝子 防風 薑棗煎服

敗毒流氣飲 治咽喉之聖藥 紫蘇 桔梗 甘草 防風 柴胡
前胡 羌活 川芎 烏藥 茯苓 赤芍 大腹皮 連翹
薑引水煎 待冷 徐徐咽之

絳雪散 治牙疳 珍珠散 龍骨煅 烏賊骨 珍珠 兒茶各五 象皮炙黃各五
降香末 乳香末 沒藥末 冰片五厘 共為細末 搽之
硼砂 寒水石各一錢 牙硝 朱辰砂各五分 龍腦一分 共為細末 吹之

咽喉乳蛾腫痛方 硼砂一錢 牙硝一錢 冰片二分 共為細末 吹入喉

吹妬乳口緊不開者用猪牙皂角 青黛 細辛 薄荷 蚕蛻 玄参

山豆根各等分為細末吹入鼻孔即開男左女右

喉疼吹藥方壁上亭先用白凡下研細末放壁上內用火燒之為末再加

鴉田金丹不落出血用陰陽瓦焙十五黄重同前藥共為細末每用少許吹

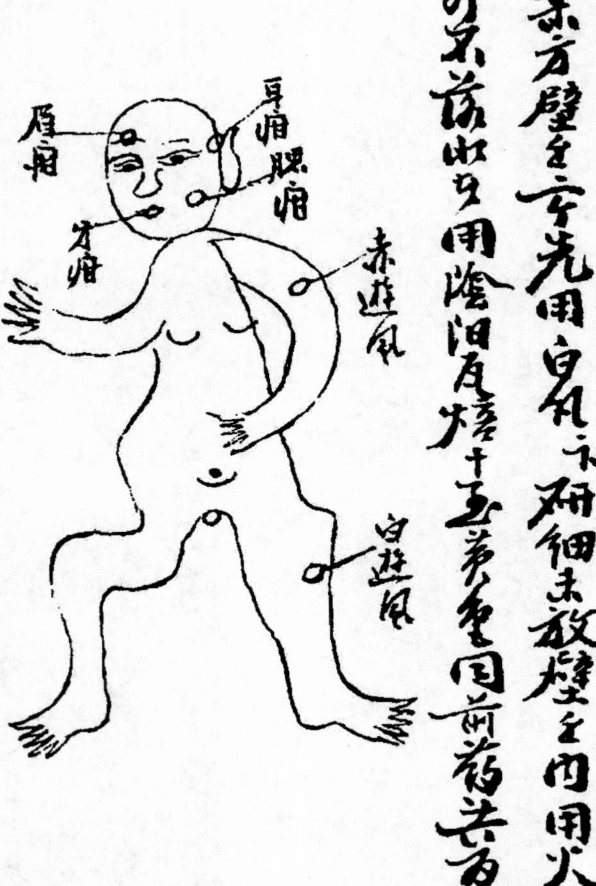

治小兒諸種疳瘡眉耳鼻唇眼五瘡受在脾肺心肝腎五經因炙煿熱毒所成疼流滞皮膚結成果毒或有白斑風或有赤斑風眉耳鼻唇牙齦先用青黛散後用清心流氣飲再用敗毒流氣飲治之

青黛散 治小兒諸般疳積下痢谷道開張等〻瘡 黄柏孑 青黛了

右為末臨臥時以藥末六分半乾擦下可以速效

清心流氣飲 治諸疳 茯苓 白术 梔子 淡竹 陳皮 麦冬

防風 柴胡 羌活 香附 川芎 赤芍 甘草 紫蘇

加姜冬水煎服如小便不行去姜

敗毒流氣飲 紫蘇 桔梗 白芷 川芎 枳殼 甘草 防風

羌活 獨活 桔梗 香附 茴香 白芍 元胡索等分加姜棗煎

和脾白朮飲 治瘧積吐瀉 白朮 厚朴 茯苓 澤瀉 猪苓

陳皮 附香 甘草 各半 天花粉 桔毯 白山东 山查一千 車前 加姜棗煎

天南星散 治小兒走馬疳蝕退損者 天南星一个 當心作坑安雄

黄一塊 用麵包裹煨火燒候雄黄化雄黄化盡汁取之火毒之

包皮進麵只用南星為末加射香少許搽上

治大小兒牙瘡 銅青 枯礬 黄柏 青代 胡黄連 各 共為細末

敷之立效

治赤流丹毒先用小刀撥之去血毒汁 次用牛房散 火焰 及

大黃丹 至右為末 新汲水調勻 以鵝毛頻塗之

葛根白朮湯 治一切赤白遊風腫 白朮 茯苓各 豬苓 白芍 白芷 枳殼各 錢 甘草一分 葛根二錢 右為末 每服二錢 水一盞煎七分 不拘時服 量小兒大小加減

五福化毒丹 治小兒蘊積熱毒 驚狂煩躁 赤口瘡 生瘡 夜卧不安

桔梗炒 玄參焙各六兩 青黛 牙硝 人參各二兩 甘草生一兩 射香生 金銀箔各八片 為衣 右為細末 生薑汁煮糊為丸 每服五六十丸 薑湯送下

凡婦人風毒搔瘡疥淋疼痛毒瘡等症 皆由氣血不通凝滯

皮膚偶於經絡或食炙煿毒氣所致用藥治之方在後

清肝和氣飲　紫蘇　桔梗　枳殼　甘草　防風　荊芥　白芷

厚朴　當歸　茯苓　陳皮　羌活　青皮　加薑棗水煎

大芎藭散　赤茯苓　川芎　赤芍　酸棗仁　桂心　當歸　羌活

枳殼切　甘草生　右木香　牛膝酒　加薑棗水煎

羚羊角散　羚羊角　酸棗仁　生地　檳榔　丹各　五加皮　防風

赤芍　海桐皮　骨碎補　當歸酒　三丹心　川芎　甘草炙　薑去西

末每服二錢酒調下

參朮飲　治婦人血氣不調及兩偏　人參　白芷　茯苓　川芎

當歸　艾葉　甘草　黃芩　阿膠　地榆　黃芪　陳皮
砂仁　等分，水煎，加藕汁、墨汁，空心服
治婦人諸崩不止　當歸　熟地　生地各　丹　共爲末，蜜丸梧桐子
大，每服五十丸，米湯下

大麻風症，內傷五臟，外傷六腑，及遍身俱核，四肢癩疾，眼紅，蛇脱
者，此絶症也，手足皆不健股者，先服白花蛇丸，後用清毒流氣，
並用追毒水銀膏敷之，逐日飲苦參酒即效

白花蛇丸　花蛇陳酒去皮骨　白附子大炮　天麻一兩　牛七　當歸
羌獨活　防風　蔓荆子　青藤酒浸　黃芪　何首烏　前胡切之上

威靈仙 石菖蒲酒浸，各一兩 共爲末，酒糊爲丸如丸梧子大，每服五十丸，空心白湯送下

天麻粉 威靈仙 要茶麵 何首烏反蘿卜 石菖蒲 蔓荊子切 牛蒡子切 防風 胡麻 荊芥 甘菊花 蒺藜炒去刺，各四兩，甘草切，十二兩 細辛兩 共爲末，服二錢，酒調下

苦參酒 苦參一斤 陳酒三斗 將苦參剉碎，放於酒内浸三十日，每日飲一合，服後覺身上麻痺即愈

又麁松子方 用松脂煉撥水中二十次，爲末，煉蜜丸，每服三兩，細嚼服之，一日用三次，鼻柱斷者服二百日愈，忌醎味，愈妙

又方用葱汁煮二日，極末糊丸

大麻風藥方　防風　苦參各兩　牙皂　蟬退　全蝎九　桔梗　何首烏　羌活　黑狗脊一條　金毛狗脊　當歸各三兩　胡麻一斤　大楓子一斤去殼　白花蛇一條　荊芥十兩　共爲末，新圓和搗爛丸梧子大，每服六七十丸，薄荷湯送下。已上形症諸方皆屢經驗，非從書可比。但疥症多類，須認真穴道，辨其輕重，並用依方用藥，石皆可中。

鐵箍散　治惡瘡無名腫毒　陳小粉炒黑色　白芙葉汁　五倍子　南星　半夏　大黃　土貝母　花粉　草烏　共爲細

一　未將瘡瘍調敷上中效

治發背腫毒圍藥神效方　榆樹麫二兩　大黃兩　錢皮硝兩　五倍子壹兩

陳小粉二合炒　上五味用童便調敷乾則再敷如毒已成留頭令

去氣止敷空圍圍無驗方是

二仙散　善治癰疽發背已成未成已潰未潰疼痛者立效已潰

初起曾用如名　白芷未成者用兩已成者用錢　貝母未成者用五錢已成者用兩　共研末用

陳酒送下盡醉出汗立愈

又方　斑蝥七個　血竭二分　乳香四分　芫花錢　共合一處用雞子不

拘多少置罐內如煑蛋去二炷香久去食後服即愈

如潰用蔥頭湯叩止

如聖散 治一切瘰癧背疽無名腫毒未成者消已成者潰

此方與吳謙公方畧同用之屢驗奇合同 番木鱉五分麻油煎去黃爲末

川山甲五錢土炒 全蝎卅去足三焙 姜蚕炒 共爲末錫糖化如凡吐者

用一錢空心酒下或姜湯下

一方加木香三錢雄黃三錢更加空蜂房大炒以五厘分合前藥送下

治瘰癧結核 黃藥子 海螵蛸 昆布 海藻[illegible]木香三錢共

爲細末蜜丸彈子大每日三丸食後噙化臨卧再噙一丸

久服盡消

治血色膿色根小者可治　乳香二分　没藥二分　新石灰五分　紫礦

已上研末，好燒酒和勻，鐵器藏之，离同一寸長，以筆蘸藥

圍圈自然爛脱，最多痛不妨，生色全無為妙

治五種瘤方　桑葉灰五斤，用棉紙一層，繒一層，濾佳，以滚水淋

計五碗，煎至一碗聽用。石灰置火燒西末，以山甲前以淋一隻，取

淨甲二兩，用火炮灰，西末，乳香、没藥俱去油，取淨末各三

錢，以灰汁和藥末，共熬二三沸，取起，入瓶內收貯，封固，再加

銀藥：射末五分，琥珀末五分，辰砂末五分，和勻共攪，和蠟封口

埋地七日聽用。用時先以鹽角湯水洗淨，以此膏厚厚敷

上到根而止則以軟綿護之俟其自落勿傷動

又方　用銀店炉上瓦灰五升淋汁熬成厚汁大茶碗加石灰一塊重兩銀鉛五分蛇含灰煅七次三分爲末入内浸之用時研越將下面塗之以藥透過爲主小者三五日大者十日脱落

又方　消毒用木鼈子末　以木鼈子磨水擦之自消

消瘤點痣方　瓦炉灰五升入大鍋加水煎之一伏漂之灰渣將清水淋之再熬至一半入半夏二兩南星各兩蛇含石一斤火煅醋淬七次爲末大黄二兩用細石灰炒紅色之灰同入鍋熬至十分之三再濾之渣入蟾酥兩先以火溶浸一日方入同光

以礦灰蜜入磁器内將前汁汁入攪勻收用　可加射香丁

又方　瓦灰半升石灰半升以清熬厚入銀硃、每蟾酥八分

又方　以蜘蛛絲做線扎於瘤根三扎次日漸漸收緊待瘤枯自落

治瘤方　鮮蒲公英根、每將鯽魚一尾背上切一刀去腸入草根於内淡塩泥裹煨去艸以魚為末每服瘤即消矣在頭面者致頸上項不致於左身上下部者每日服半乳即消

消瘤　蟾酥五分　枯礬丁　射香五分　飛麵五錢　共為丸臨用磨塗之敷次即消大者多塗幾次自然下

又方　芫花　甘遂　大戟　等分為末先用甘草熬膏以

韮薤塗四圍三四次，待干，方將前藥末以醋調塗中間，勿着甘草圍，次日縮小，又以甘草膏塗之，小圍三次，如前又上藥自然縮小而愈

治頭上生小瘡，以內瘡亦可治　鮮南星　番木鱉子生切片，去兩末，做成餅，上塗，干，用時以好醋磨塗之瘡上三四次即消

治赤瘡　銀硃和桐油塗之愈

治瘡　蛇含石一兩，醋淬火煆七次　蟾酥一兩　大黃一兩　商陸一大斤切片　生南星一兩　石灰半斤，以五斗碗　蟾　南星三味入絹袋放於灰水中煎成膏

治瘰癧全套方

盛松霞傳

丸方　黄耆　土貝母　元參　花粉　昆布　川芎　白术　貝母

海藻　桔梗　防風　連翹　銀花　白芷　甘草各兩　如用

丸藥加此外金橘二物俱等分為末各用五錢半佐糯米粉

為丸每服食後白滾湯送下

初起煎方　陳皮　半夏各五分　桔梗八分　枳殼五分　甘草八分　前胡八分　白芍五分

山梔八分　川貝母八分　花粉八分　防己五分　海藻五分　防風七分　以二中煎八分服

已成久患方　黄連五分　川貝母五分　土貝　天葵五分　甘草　夏枯草

山梔　連翹　桔梗　半夏　廣藿　枳殼　蘇子　昆布

海藻　金銀花　陳皮各五分　以二十煎八分服

膏藥方　乳香炙兩沒藥炙兩銅青末兩大楓子巴豆三蓖麻子各兩
木鱉十廿片血餘兩雄黃三灶底　珍珠　人言錢各東丹飛過四兩
松香半斤菜油斤

又丸藥方　薄荷三錢斑毛七个鷄子白調成丸做十四粒食後吃
二丸午後吃四丸次早吃五丸

地龍膏　雄黃　地龍　蓑　水青麵各五錢共為末糖搗調

丹青散　銀殊一錢銅青一錢松香一錢共研細末須水者乾擦之
水者灯油調搽

論一切凍瘡神效秘方　凍瘡之症起於少陽一經食

味之厚薄氣之積曰毒曰風曰熱實者易治虛者可慮此症每多血少如婦人見此症月經不准即黃瘦熱便生結為潮熱則危矣繞頸起核者名曰蟠蛇癧延及胸前腋下者名曰瓜藤癧左耳根腫核者名曰惠袋癧右耳根腫核者名曰蜂窠癧形長紅腫如蛤蜊者名曰馬刀癧者者一切效方治之瘰癧之毒莫不須根治法必用斑毛以膽製過如法製使毒根從小便中去如粉條或如血塊或如爛肉皆是驗也如小便澁痛者以木通滑石車前等藥解之

張子和秘方　白姜蠶直者 大如豆者　白丁香　磨刀泥　斑毛去翅足 米炒

羌丁香　赤小豆　各等分右為末十歲以上者服五分二十歲者服一錢先夜不吃晚飯待五更時以新汲水一盞調服至晨時或未時見功男子從大便出女人從小便出利下赤白魚二三次或膿血為效後用吉日擇術補之不可用別物忌油膩患三四年者只用一服七八年者服兩次即愈

又方　有加穿山甲者　羌丁香者後用野菊花燒灰為度研末將陳醋調貼瘡上一旦換七日即愈

瘰癧斷根方　斑毛四十九個去翅足酒洗　巴豆四十九粒去殼　陳元米合同炒至米黃色用醋一杯煮下再炒乾燒脆取起揀去巴豆斑毛二味為末

研細再加全蝎二十一个去蝎稍針二錢末 雄黃二錢 甘草二錢 嫩滑石再以飛甚為細末紅棗肉丸空心白湯下三十丸服此斷根

治瘰癧未破者如神方藥不甚其累效 銀杏葉陰干為末五分

人中白火煅大蝙蝠一个火焙干為末二錢 蝎蟲末五个 白花蛇脫燒灰存性為末五分 蜜蜂十个焙干為末 旋床白末了 蝸十為 右將各藥用清油調入前四味藥末和勻敷患處將桑皮紙一片用針刺孔貼藥上如乾用清油擦上刷之處一晝夜換藥一次如面上發熱服清涼飲子數貼其熱自退

敗散瘰癧方神效 此二方得于又門鄭氏累驗不須服藥貼上五七日消

白膠香 海螵蛸 降真香用心至土朽者 右等分為末擦

患處可以紙掩之，一夕而退。已破者用蜜蜂廿一个，蛇退七分半，蜈蚣二條，端午日前收者。右用香油四兩，將前三味入油內文武火熬成，入鉛粉，再用原条七枚打爛，大者急攪冷，去大氣之，晝夜方可用，絹攤貼患處。

治瘰未破者神效　斑毛三个，去頭足，焙干為末，加紫背天葵根不拘多少，共搗敷患處，即爛咬出核來。

治瘰癧神效方　歸尾　人參　羌活　防風　荊芥　白芷　半夏　木香　大腹皮　乳香　沒藥　連喬　川芎　海藻　桔梗　夏枯草　昆布　草烏　甘草各　又此藥分作公服，忌生

冷魚鵝起成積熱如背癰未破之前俱服佳

洗癰方　朴硝七分　風藤两　槐柳各黑丑两　郁李仁两分五貼洗五次

神驗濕癰良方　頭髮為以灰如洗極取出曬乾每次用方入工

好麻油半斤熬至數十滾取出濾下用雞蛋二个攪匀用箸將

雞蛋挑入油內再熬至焦色取起露一宿次早清心用之最久

年老結盡量送雞蛋下服三四次自然消之此方經驗妙極

又方　陳肥皂一斤或半斤米醋浸十餘日熬濃濃之塗以黃蠟五兩

收膏敷患處四五日消盡冬用白蠟再黃蠟兩貼七日一換　黃雪溪先生方

諸瘡門料

脚上臁爛等瘡深坑歛口者　以杉樹紅肉搥去皮毛相粘者一塊

瓦上炙乾為末搽上即後蓋兩膝由漸漸結入舊血上生蓋膏

生口漸收不須動他直待長滿去蓋而愈真妙法也

汗斑　硫黄　枯礬　等分為末盛青紗小袋中浴後撲斑上令

白兩日不浴再撲之斑上皮黑忽不見矣

小兒夏天受熱汗漬淹破夾窩腿縫及脚杈者　松香　鉛粉

等分為末上之妙

手指上生天蛇　以鮮膽汁七錢和紅糖搗敷即愈加猪膽少許更好

下疳瘡　以井內磚上青苔貼上即愈

梅花點舌丹秘傳專治一切無名腫毒背瘡疔瘡對口便毒
用之即時定痛未腫即消已腫亦出一綫瘡口易完誠外科中
第一神方 硃砂 雄黃 白硼 血竭 乳香 沒藥 苦葶藶各二錢
牛黃 蟾酥人乳浸 冰片 沉香各一錢 射香 熊膽 珍珠各六分 俱選
上好藥料誠心修制爲末浸過蟾酥和丸梧子大金箔爲衣
每用一丸壓舌底隨津化下藥盡用淡葱湯隨量飲醉睡
睡取汗功效甚速孕婦忌服

癩瘡用驢蹄殼君臣大椴煉存性爲末再用牛膽一个調勻用花
椒葱白豬油煎水將瘡洗淨敷上外以毡帽戴之候一週

時能下咽即愈

治熱毒神效方　以黄柏五錢以猪胆一個浸柏炙之以胆汁盡為度研末入冰片三分輕粉三分再研極細用香油調治一切熱毒神驗

乳毒　以鉄秤錘燒紅浸入黄酒內隨量飲之即愈

銀粉散　治下疳毋論新久作痛及楊梅瘡後結毒玉莖腐爛一半者洗淨搽上立效　錫六錢化開水銀五錢杭粉五錢輕粉五錢硃砂五錢共為末搽上

楊梅瘡　雄黄三錢真輕粉五錢杏仁三十个右研細末入杏仁再研

以泥雄猪胆汁调搽疮，先洗净拭干搽药，二三日神效。

護心湯 治諸般惡毒隱防攻心口乾作渴煩躁嘔逆 菉豆粉一兩 乳香五錢 硃砂二錢 右各為飛過為散 每服一錢 滾豆甘草湯下

府瘡爛甚及小便從橫而出者神效 以婦人月經布洗净晒干燒燃用竹管引烟薰患處即愈 出肘後方

五仙救苦散 治楊梅瘡鼻頭生瘡可保全神效 [illegible]同 倍子各五錢

失下槐子 遠志 甘草 中風仙藥 根各三錢 生姜三 麻黄去節 皮切 山梔各二錢 二碗煎一碗熱服 湯之日一服 令出汗 將被蒙蓋 不可見風 三服去患

真人活命飲 治一切瘡毒初起止痛立消 歸尾 赤芍 防風各五

浙貝 皂角刺 陳皮各八分 白芷 銀花 花粉各八分 乳香

洗藥 甘草節各三錢以山甲三片泡出同煎上下分饑飽服之

一切禿瘡 什過白礬不拘多少煨上塵灰不拘香油調敷

神功散 此方乃得痛田春方也乃試乃驗更之十一人不效生日眉

人依中流一壺方用傷汁敷之不惟不效並加疼痛甚不

可不知 以馬丹大煨去皮 黃柏丹右共為細末用新汲涼水激

以收和敷先敷周圍後漸敷腫處中間留頂藥不印乾生是

瘡中之毒也不用再敷藥印干是瘡毒未盡再用雞翎掃

敷再不消腫而愈 工十二方係鄱門傳人倚

痼瘡　蒼朮　黄柏　等分　乾炙減半　研末搽之或加冰片些之

亦可

觀音針　冰片五分　麝香五分　銀硃五分　水銀半分　唾津研死　硃砂一分

碙砂半分　辰砂五分　硫黄三錢　用銅杓內化開　將前藥入內攪勻　倒

出攤三厚　用時捻末大塊放患處點之　或瘡或疔瘡背痛者

瘡灸之即愈

小麻藥　蟾酥五分　生半夏五分　閙洋花五分　胡椒一錢　真川椒一錢　川芎一錢

泖融　蓽撥三錢　右為細末　每用半分酒下　再大開刀口加酒

麩一丸

大麻药　白芷一两　木鳖（去壳）十一两（炒）　牙皂一两（炒）　乌药一两　寸香一两　木香
紫金皮一两　当归一两　川乌一两　以上共为细末每服五用酒调
下麻木不疼痛或用刀开取铁子取骨以手整顿筋骨归原端
正以夹板夹定然后盐汤或黄酒入骨皆麻之取出如人昏沉用
盐水喷面盐汤服下即醒　二方大都俗传

痔疮　橄榄核一粒入粗壳内将黄土包塞为丸风吹干烧存性
收只取其核为末加冰片一分搽效

又方　不痛烂疮者用金银箔贴好

又方　大田螺一个将冰片半分入于螺靥内一夜化为水先薰洗

淨下以此藥抹上神效

臁瘡久年者用豆腐渣傳一日次日用忩榨封口將鴨蛋抹上十分快活乾即抹反生新肉用蛋膜貼上能生皮此第一效方

天泡瘡　嫩茶一撮先浸湯晾以銀杏去膜搗竹公椿塗抄

背瘡　瑞香花葉搗爛縛

便毒　大黄　以山甲　姜蚕　石巻芝　各三錢為末空心舊酒送下神效

天蛇　皂角浸搗縛神效　如腫並先飲燒酒盡醉將金線蛙割開腹縛之一夜即出膿久痛極用舊年咸竹籬插土裡生取來燒烟薰快而即愈

纏腰蛇　用灯心火點上它火點上要似七星樣式方效

又名腰毒　肥皂環爛椿腳縛

腳股血風瘡癢痛　大楓子五十个去油壳　蛇床子生焙干　川椒五分焙干

樟腦五分　杏仁五分　樟柳五分　水銀五分　調桐油抹效

又方　用硼砂調燒酒抹效

火疔瘡　黑色者是中冠茄柄同以烟塗抹效

手抓爛毒不收乾用茅屋下火烟調桐油抹塗愈

痺泊　采天耳尾平杵汁中二一吐

湮松樸燒灰調茶油塗

擒胸蝍用甕菜搗爛塗之

又方用玉簪花葉搗塗亦可

發背用芭移合野苦馬菜擣爛擂縛立愈

又方　芙蓉根併葉擣生擂新瓦焙熱敷上效

無名腫毒用熱薑汁與角刺煮兩三沸敷之愈

坐板瘡用鹹提補煮滾湯先薰後湯溫即以提補洗之立效

指尾生天蛇用烏梅仁七立碾醋調塗之立愈

對口瘡　黃雞仔膽內膜勿入水洗即取焙燒存性茶油調塗之

治一切去毒藥初發之治結腫已破者能收斂生肌

肺癰以内臭異不常名曰肺云 黄石葵菜煎老酒服三四次吐去惡膿痰尽即愈一忌食羊肉宜食鵞肉以斷其根此病不治肺爛必死

驗肺云法 以黄豆生嚼之不知其味即是肺云並有膿血

又治肺云方 白荳魚鱗腥鮮草懐裁鵞腸内煮熟食其肉即效

一 輕雪 桐樹内二層嫩白皮煎生酒熱服效

又方 用黄鶏糠滾汁亦可 以上廿八方 邦佐録

一 切七七名痔毒用桑樹小枝燒透成炭末之立愈 事大傷

坐板 用鍋連草煎湯薫洗將鞋底燒熱即上候干時松愈

以粉子么猪油〻子同研塗上一伏時即愈

生椒瘡用猴薑和鹽糖搗敷十餘服除根〻方和趙只用搗鹽上

二方連江俗傳

一切毛名臍毒黃石蔡花搗敷立愈 祝有山傳

手生蟹夹以〻五葉藤搗鹽搭敷上立愈

又方用薑渣煎滚洗二三次立愈

又方芦根竹芽搗敷立愈 上三方景文傳

天師曰皮毛治法者因拯之症〻病未深入營衛故從皮毛上治之

然如病瘡瘍黄水瘡痲瘡是也此等之症不必用湯藥

疥瘡用　雄朴至油核研末二錢不可除油　猪板油三錢　白薇末二錢
防風末一錢　蘊葉末一錢　擣成丸如彈子大擦瘡方一日即愈

黃水瘡　以煙膏一味搽之愈　凡水毒滔去何處即生大水
泡瘡即爲黃水瘡手少動之即破此熱毒聚於皮膚也者
以湯洗之即愈　方用雄黃礬二味用水十碗煎數滾去渣
取汁洗瘡上即愈

痱瘡　以暑熱傷熱而生屑雪水洗之更佳隨洗隨減如不能
得屑一方最妙用黃瓜切成片擦之此皆從皮毛治之也

張云曰凡人生白癜風與紫癜風者乃暑熱之時人不知而赤日

糊之手巾擦乾身之汗便成此病最是害而最難愈方用蒼耳
子一分 防風一分 黄芪二分 各爲末水打糊丸米大每日早晨送下
至一料服完必愈神方也紫白癜俱效
天師曰肌膚者蓋因是皮毛而各有治法肌膚之病從腠理而出
較皮毛晷深於人生腠窠疹痧刺瘡癬之類是也然皆氣血
不和故出外而生焉法宜氣血則病自愈
腠窠疹用當歸 生地 熟地 白芍 麥冬 天冬 茯苓 白朮
各三錢 川芎 甘草 人參 柴胡 荊芥 各分 黄芪 苡仁各 生
益服此方妙在氣血並補之藥而略用柴胡荊芥以發

之先服四劑，出然瘡口盡水，腫脹作膿，四劑切忌茶椒加口
五味子五粒，又服四劑，則滿身之癢如掃而愈矣。
粉刺之症，乃熱面風吹之，多成此症，雖無大害，然書生嬌
女如生此症，亦欠風致，我有一方，用之添容，未必不可。方用輕
粉、黃芩、白芷、白附子、防風各一錢，為細末，蜜調為丸，於
每日洗面之時，多擦數遍，臨睡之時又重洗面而擦之，不須
三日，自然消滅無痕矣。
頑癬最難理治，然一經我治，亦易收功。方用練樹白薇各一兩，冰片
甘草各一錢，輕粉一錢，蝸牛十个，大楓子廿粒，亦可用杜大黃根一兩

各爲細末，先以鹽拔光，扒碎生癬皮，而後以此藥末用麻油調搽之，三日即結面而愈。此皆肌膚之症，可以爲式。

張公曰：凍瘡乃人不能耐寒而肌膚凍死，忽遇大熱乃成凍瘡耳。上凍瘡必人用手去湯之，反成瘡也。方用黃犬屎露天久者炙成白色，用炭火煅過，爲末，再用石灰陳年者炒，各等分，以麻油調之，敷上，並成瘡而爛者，即止痛生肌，歷試不謬者耳。上面上凍而不成瘡者，不必用此藥，只消荊芥湯煎洗之，三日愈。

坐板瘡亦是肌膚之病，只消輕粉、蘿卜子、樟之汁、沒藥、杏仁去皮尖，研爲末，以手擦之瘡口上，一日即愈，神效奇絕，無不效也。

痔瘡　冰片下麝香下輕粉下硃砂各　金箔廿張　俱研末用香油調搽即愈神效無倫

漏瘡　用鴨蛋黃一個放鍋內熬作油入冰片下調搽即愈

諸瘡　當歸二錢　全蝎酒洗　蜈蚣二條　牛夕五　大黃二錢另包　川山甲五分　以羗五
金銀花二錢　皂角刺錢　黃柏五　白僵蚕錢　白蒺藜錢　生甘草五
黑白丑五錢研共　土輕粉錢　另包

補天膏　治之最難治一切破爛瘡口多年膿瘡神效　真麻油一斤
露蜂房五錢　蛇退五錢　杏仁去皮尖　黃芪寒黃　當歸五錢　元參二錢　血餘一團　鷄蛋大
外加八寶丹細藥合此方內諸味俱有及奇之症治雖纏即

与所抄捷效方內神應膏之原方加八寶丹也八寶丹方

龍骨 象皮 血竭 兒茶 乳香 沒藥 各一錢 麝香 冰片 各一分

影特須以米泔水並滚待溫洗淨膏須厚貼上再不可揭

動多年臁瘡一个即好真神妙秘方也 友梧傳

五痔下血以 常治魚口便毒未成速消已消速潰 生大黃一兩

木通一兩 斑毛五枚 僵蠶一錢 川山甲一兩 白丑 牙皂 僵蠶 蝎尾一錢 全蝎二个

白芷一錢 燈心一錢 黃酒空心並服 預先備黑二錢 湯二三碗以便

不通服之即通 二京郭傳

長肉生肌八寶丹 珍珠 血竭 兒茶 乳香 沒藥 冰片

龍背　象皮　各等分共爲細末擦患處　京都傳始　一

鵝掌風用銀硃調桐油塗於掌上以松毛燒烟熏手掌中微汗熏一二次即愈　禁水三日勿洗手　伯威傳云親驗過

瘰癧方　大楓子肉五　水銀五　油核桃肉五　信五厘少則不靈多則痛慎之慎之

共研爛作七丸每晚取一丸放掌樣化隨將手掌向心窩上擦之擦盡而愈　吉甫熊蔚先生傳

腫毒　經云氣瘀之痛癢自屬毒實實熱故痛而實者爲熱毒而癢者爲虛　然諸瘡痛癢皆生於心以心主血而行氣之血凝滯而爲瘡疽瘡瘍闊大一寸已上曰癰疽一寸已下曰瘡

瘡諸疹之中惟背疽疔疹最爲急症其初發也使身體或先熱而後惡寒或先痒而後疼痛或先不痛而後惡症且初皆疽始生如粟米粒大絶不覺時便用艾於瘡頂灸之痛則灸至痒痒則灸至痛使毒氣隨火而散　凡毒初起皆可灸惟於頂以上屬陽經斷不可灸若失之於初瘡勢已成又當審其虛實熱之實則清之虛實則溫之使毒消膿潰方爲可治之症

癰疽發背歌訣　真人抄訣世間稀一切癰疽皆可醫化血就如湯潑雪消膿立效肉生肌任他發背膿瘡毒那怕疔腫瘰癧鬼假餘疹瘡并風癬取去五背盡消除

甘草節　金銀花（各四錢　加倍）　防風　當歸　赤芍　白芷（各錢半　加倍）

陳皮（各錢）　當歸身　乳香　沒藥　貝母　木瓜　各作一劑　生（倒研宜末）（全蟲去毒）

甲片（五錢炒　炒黃去殼）右乳香沒藥甲片另研宜餅分作四服每次

二錢　煎七分　加好酒半鍾沖服　煎末俱調於藥內同服　上部

飽服　下部空心服　右方

癰疽發背　乳中熱毒　眼花頭暈　口乾舌燥　四肢麻木　肩紅暈

在背脊者　槐花子一大把　鐵鍋炒褐色　好酒一盞　煎之　乘熱一

汗即愈　如未退　再服極效　彭年藥用此方三十七年　無不效此

係和丸方

背毒未成者　用活蟾一隻繫放瘡上半日必昏憒置水中救之命再易

一隻必踉蹌再易之蟾乃舊則毒散矣累試極效勿輕視匡林集效

凡患瘡疽疼毒者用土中大蝦蟆一个剝全身癩皮蓋貼瘡口於

蟆皮上用針將皮刺數孔以出毒氣自覺可靜且能吸住瘡口

不令長大又可免蚤蝨同病來侵神妙〻〻　天秘丹药

瘡疽初起　乾姜水泡切炒黑研末醋調敷四圍留頭愈中一齋秘方

凡毒初起及經十日以上腫疼痛用鷄子一枚新狗糞如蛋大

攪勻微火熬令稀稠得所捻作餅子於腫上貼之以帛包抹時

〻看視餅熱即易勿令輕動及歇〻氣經一宿定〻於日多者

三日貼之一日一換至瘡乃已一切諸方莫及 抄本

護心散 凡瘡疽三日內宜連進十服方免變症使毒氣外出諸瘡內攻漸生嘔吐或鼻生瘡菌不食則危矣五日後亦宜服

真菉豆粉一兩 乳香五錢 灯心灰五分研和 以生甘草濃煎調下 時時呷之 若毒氣沖心有嘔吐之症 大宜服此 蓋菉豆壓熱下氣消腫解毒 乳香消諸癰腫毒 服至一兩則香徹瘡孔中 真聖藥也 李竹立方抄本

忍冬酒 急治 金銀花藤五兩 木槌打碎勿致鐵器犯之 生甘草節一兩 水二碗煎半入陳酒一大碗再煎十沸去渣分作三服一晝夜吃完 另取用金銀花藤之入砂盆內研爛加酒少許打稀爛

調塗四圍中爲一孔泄氣出者一日二服大小腸通利則有力

則神效云云比陰陽交刺極

鐵箍散　一切腫毒初起圍之即消已成圍之毒氣不能攻走云云

膿圍之有膿未潰即潰已潰即去膿　九月九日取芙蓉葉陰

干爲末　白蘞　白芨　五倍子各壹錢　大黃一兩　蟾酥五分　陳小粉四兩

研末醋調敷　留空頂

諸毒　凡患背對口一切無名腫毒皮久近膿瘀先看所患腫

處用生麵水調作圈依腫處大小圍之圈高寸餘候乾將圈上勿

令移泥圈外塞旋布巾好重防作大氣洩候此患者安身勿動

圍內鋪柱好黃蠟片屑上以炭火灸之黃蠟溶化毒淺者皮上覺熱痛不受灸便止毒深者全不覺熱痛再下蠟隨化隨添至圍滿仍前熱火灸至蠟沸初覺癢後覺痛久之不可忍乃去火以少水微澆滾蠟上候冷揭之蠟近瘡者俱帶青黑色此毒隨蠟拔之淺者一二灸便內消深者三四灸亦瘥之腫消立愈灸畢分貼生肌玉紅膏收口治石臁者 秘方集驗

腫毒及發上瘡腫神效 獨囊大蒜一顆用合數片搗爛敷 衛生備方

身上諸毒 癧年久不收口者亦效 獨囊大蒜一枚加雄黃不拘多少共搗成餅貼之將艾放餅上灸一壯即愈 秘方類纂方

定疼散　山药五白糖霜　大黄各等分搗爛敷上即止疼或搽手黄

背破爛者只用糖霜山药搗爛塞入毒内不臭爛内之新肉自

生初時日換二次后日換一次並甘草湯或猪蹄湯洗

洗用軟鵝毛散根蘸之洗去再敷待肉長满方止　華方全集

透膿散　治諸瘡毒腫背瘡疽不破不用刀針一服即穿透原

繭蛾一個燒灰酒調服即退切不可服二個若服二則開二口

慎之慎之此方極效可料者揮

兩腮毒　大黄末　姜汁和匀週圍搽待止露一頭不日愈

搽手　全蝎　核桃　共研細末好酒沖服一二次即消　華方集驗

手岩岩 牛黄 天竹黄各自制 錢半 土貝母 錢半 石膏 錢 甲片炒黑 錢半

知母 錢 柔 加姜葱水煎二劑即愈 呂晚邨方

疔瘡

癰疽宜灸，疔毒宜針。明疔易治，暗疔難療。生於口耳目鼻者顯而易見；生於身體四肢者隱而難防，及至發作，悞認傷寒，半月不治，毒必走黃入心，人即昏憒。若早知覺，急用針或磁鋒刺入二三分，擠去惡血，當擦立馬回疔丹於孔內。恐丹一時難覓，可用蟾酥連先搗爛敷之，或家菊花根搗敷，內服梅花點舌丹或蟾酥丸一二服，俱用菊根汁和熱酒下，去汁即愈。屢見染此症者多畏疼痛，不肯

針刺殊不知一染疔毒皮肉外腫並針亦不覺痛須放胆速針慎遲延而悞時刻也

凡手足間生黃泡或紫黑色有一条如紅絲急宜以針挑紅絲所至之處刺出毒血不刺則毒入腸胃不救惟刀鐮疔忌刺（狀闊狹如韭菜長一寸左側肉黑如燒烙）刺但用益母草葉熏燒灰敷之方用蚯乳末並葱白七根搗爛分作七塊每塊熱酒一盃送下以衣服蓋之出汗再服葱白湯一鍾必須汗出從容臧之衣被蓋病不可脫忌風寒房事經驗[illegible]魚腥蒜韮辛辣油膩生冷等物尊生方集驗

疔瘡（已[illegible]未二[illegible]膿白金）土蜂房一具　蛇退一条　黃泥固濟燒存性為末醋空心

好膏脂三钱，少刻大痛即止，生疮已化，用黄水清霞山秘録

追疔夺命丹　羌活　独活　青皮　甘草节　黄连　赤芍　细辛　蝉退　要通利者加青木香　大黄　栀子　牵牛　病在下加木瓜各等分　前服毒先将一脉加泽兰　银花各五钱　姜十片并五半煎服，汗出而病退，再加大黄三钱，再通服，利二次止。解毒用抄此方服数剂神效。若发中心烦呕吐，加甘草节三钱、菉豆粉三钱缓服下。呕逆恶心加琥珀、菉豆粉，甘草汤下琥珀赤以下。

蟾酥乳香三钱　蟾酥酒化　硇砂　白丁香　轻粉各三钱　蜈蚣一条　朱砂三钱　乳香二钱　麝香一钱　金顶砒五分（制法用铅一斤，小罐内炭火煨化，投白砒二两于化烊铅内，烟尽为度，取出候冷，打开，金顶砒结在）

鉛面上取下紙用去面末粉丸如麦子大凡遇疔瘡針破用一粒插入孔

内以膏藥盖之追出疔根而安

小奪命散 治疔瘡及腦疽 累奏奇效如神 檳榔子 茺蔚子 千頭子 白掃箒子 各等分

以黄酒口温服加蟾酥少許尤妙 蔣塘田春

爛頭疔 白菊花根一把 白梅二个 蜒蚰大者二条 去搗爛加透明雄黄

分敷如乾再易數易一二遍〻不愈者 屢驗方

紫馬疔 切不可食因生白浮黄稀屁汁 葉菜坟丁車前汁

服〻服愈 秘方集驗

金瘡 急用自己小便淋患處以涎渴切不可飲水但食肥膩

之物飲湯而已若食葷腥則血沸而出必死　單方集驗

一方五月五日將老鼠入石灰搗收敷金瘡神效　李時珍方

金瘡出血　龍骨　煅　文白礬　半生半　枯用　五倍子　半生半　煅用　乳香　没藥各二兩

無名異用　共為末干摻或膿不怕風立時止血住痛生肌

如神　採醫書

一方用五倍子　真降香　等分　切末敷之皮肉自合　懷德堂錄

諸瘡治法集錄

肺癰之候以乾嘔滿咽燥而渴甚則四肢浮腫咳嗽膿血或腥臭

濁痰胸中隱隱而微痛者肺癰也大凡肺癰者咳嗽短氣胸滿

時吐膿血穴穴如糯米粥者雖治而嘔膿而不止者亦不可治也其嘔而膿自止者自愈其面色常白而反赤者此火尅金不可治也

第一次服四劑　杏仁　桑葉　苦絲瓜　甘草各錢　赤芍　貝母
桔梗　瓜蔞　廣皮　升麻　丹皮各二錢　黑棗子六　藕一斤
食後服大便不通加麻仁

第二次服四劑　赤芍　貝母　茯苓　甘草　瓜蔞　桔梗
知母　百合　橘紅　杏仁　連翹各錢　燈心十根　[illegible]
白果肉七个　食後溫服

第三次服四劑　貝母　杏仁　百合　甘草　桔梗　麥冬
赤芍　知母　花粉　瓜蔞各等分　燈心　白果共煎服
已後白鹿紅　蘿蔔鴨蛋終身不可食之，此等不除大葷
一年以外可吃葷腥更妙

一方　絲瓜葉洗淨搗絞汁一盞服之，吐出膿血即痊　單方全集

屢驗方　治肺癰未成即散，已成即潰，已潰即愈，神效　桔梗錢
蒲公英　貝母各三錢　黃芪四錢　金銀花錢　甘草節二錢　陳皮錢　白芍錢
甜葶藶研　以二鍾煎半，加生薑一片，食後服之。服後初起加防風錢
生黃芪　潰後加人參錢　久不斂加槿樹皮錢服　本仕村新定方

腸癰 小腸堅硬如掌而熱，按之則痛，肉色如故，或焮赤微腫，小便頻數，汗出憎寒，脈來實而有力，服此必效如神。大黄切 朴硝各一錢 丹皮 白芥子 桃仁各二錢 空心煎服 秋月集驗

肚癰 大小腸癰、冬瓜癰 白芷一錢 乳香 沒藥各五分 歸尾一錢 大黄一錢 番木鱉二枚去毛 薏苡仁一錢 共為末，每服一錢，酒下，以平為度 抄本

腸癰 金銀花五錢 生地 角刺 連翹各 甲片 赤芍各一錢

白芷三錢 地榆五錢 甘草節 當歸五錢 枳殼一錢 煎汁秘藏 以酒煎

鼠粘子 花粉 紫花地丁 生薊花根 秘藏 用搗汁服

懸癰 在肛門前陰根後，兩相交界處，初起如松子大，漸如蓮

子細嚼十日　取李樹根煎湯洗之　甘草　桔梗　各　水煎服　如用大
黄芩丸　石膏各　紫金錠一錠　合搗碎水調服
一方用大粉草各　長流水浸透　炭火炙　甘草再浸再炙三次　切
片同歸身各兩　水二碗　煎大半碗去渣　再熬稠膏　兩晨分用之好
注一盃　化膏空心服　未成即消　已成即潰　潰即斂口　單方全集
跨馬癰成膿者杜抄　黄芪五　人參五　川芎　當歸各　白芷　官桂各十
甘草　防風各一　帖　痛止再服　内潰十帖　肉生新卸洗貼
臀癰　五爪龍連根搗汁洗擦服　日遞四五次　膿從大便出　未成
膿者内消　如有膿膿透敷上立散　單方全集

天蛇頭 蜈蚣一條 雄黃二錢 二味共研作細末 用雞子清調搽即愈

一方 用豬苦膽入雄黃末五分 蜈蚣末五分 套指上扎緊 愈 奇方全集

腰毒初起者 金銀花五錢 生黃芪五錢 當歸八錢 甘草一錢 上部加

白芷 中部加杜仲 下部加牛七 俱水煎 婦人乳癰加栝蔞 五十作

數劑立退 壯盛者牛七用一兩 以山甲 末研 何首烏 切片 各 水煎

並服神效

冬瓜癰及四肢癰毒腰腸 新石灰 先用水一滴 即用錢一碗化

開發工泉加錢甲敷上立消 男婦皆可用

附背疽 生於大腿上下 及上下膝者 黃丹二錢 古銅錢剉末 三分 油頭髮 搗碎相勻敷

腐皮包好後空心服

天泡瘡　白蘿卜一個挖空入雄黄末三分蓋下煨熟搽愈　抄本

一方用雄黄末亦不用蓋生搽上

流注　濕痰流注而起腫痛之証皮色不變久而不消則發熱作膿知覺早者於未破時急服十劑即能内消最称靈驗

土茯苓研錘打去皮木槌打碎用　真胆星錢　川貝　姜蚕以　金銀花　槐花以

五棓子各錢碎　桔紅　秦艽　防風各錢　漢防己八分　木通　甘遂去皮白末七分

皂角子鮮者敲碎九个　肥皂子鮮者敲碎十个　老弱人加石斛二錢仁各錢

痰在頭項胸者加夏枯草錢　痰在背脊者加羌活五分

痰在脇肋者加白芥五分　痰在肚腹者加赤芍五分澤瀉五分

痰在臂者加獨活五分　痰在腿脚者加木瓜五分牛七五分

用河水九碗沙鍋內煎三碗每日早中晚各温服一碗如痰在

心之上者食後服痰在心之下者食前服如老弱者分二劑極老

者分三劑小兒亦分三劑忌食鹽醬茶醋肉鮮魚鷄鵝鴨一切

發物炒麵蕎麥烟酒生冷但藥內有甘遂與甘草相反恐別樣

丸散內有甘草者切不可服已破頭者已服四五劑養血調治

不致流後患服十全大補湯加川貝二錢五分石斛五分鐘乳

石煅透四分須服數十劑方能全愈又係多年久之人十全大補

湯內須減去肉桂　硬作集

治流注　石蓋丹官硼主飛麵作十丸，將丸穿一孔，貫以鐵線，炭火燒紅，取酒一碗，投入於，又燒紅，又淬內，以丸盡為度，去渣，麵印服一日二服，自酒抄下。

一用地榆　苦參各　紅花　金銀花各三錢　酒水各半盞煎服

近者三劑，遠者七劑即消。單方全集

通仙五寶散　鍾乳粉三分　琥珀　冰片各五厘　大丹砂一分　共為末

入切飛麵五錢　分十二服，每日用土茯苓一斤，水煎十二碗，清晨

一碗入藥一服，溫服，其茯苓湯須一日服盡，不可別飲湯水茶。

參重者每服一料，七七不合者忌雞鵝牛羊房事。此方古今第一

熏藥　辰砂二錢　右綿紙分作二條，香油浸透，每次熏一條，熏時

招攬吐着，暑天單被蓋密，冬天用夾被蓋之，不可出氣，要以含

水恐傷口，候熏完吐出，不可嚥下，方致有神。秘本

搜風解毒湯　治楊梅不犯輕粉者，重者月餘，輕者半月愈

土茯苓　苡米仁　銀花　防風　木瓜　鮮皮各五分，弱者加人

參七分，虛者加歸身七分。水煎，日三服，忌茶並毒物、房事。此秘

方又　請實必傳

西聖復煎丸　已破危篤，百藥不效，用此如神　新瘡　頑瘡

乳香 丁香 樟各兩 阿魏 沒藥 蘆陀去油 蜀 白麵一斤 蜜六兩 香
油兩 共為細末 搗丸彈子大 每服一丸 土茯苓兩煎湯化服效
五寶霜 治梅瘡并癰疽惡瘡 水銀 丹 硃砂 雄黃各錢半
白礬 皂礬各一兩半 研勻罐盛 炒盡黃水 鹽泥固濟文武
火煉升罐口 掃取 每以三分 入乳香沒藥各五分 太乙膏貼
之神效 採醫方
楊梅結毒 皂莢 當歸 鮮皮 五加皮 金銀花各 作八帖 每
煩加土茯苓四兩立效
結毒久爛 土茯苓一斤 生姜兩 每六一帖 煎濃服服 不十日而愈

只淡黄以药汁调麵糊之涂合 曾屑陽物爛完半上斗不合昭

此白生枯方甚驗

瘰疬内消散 治瘰疬核不拘远久已破未破 花粉 苦参 生甘草各 罕九斤

土茯苓三斤 苦蘆湯煎茶飲 忌牛肉房试屡驗奇方也

治瘰疬简易方 枇杷葉一斤去毛净 净烧灰存渣 小白糖一斤 共当不拘時服 白湯送下效

一方用活鲫鱼一斤 生山药一斤二味 一樣去皮 白糖三主搗敷神驗无比 二方自揭 刈传未

神效散 未破用此而消 已溃爛者去腐肉 腋旋子大四五年不合者亦治效如神 沉香 乳香 元花三钱 月季花初红不 一月

碎剉入大鲤鱼腸中 鱼须放水 小游死者 就以鱼腸封固 泥水各一盘煮熟

服之即愈 读生所试驗方

初起神效方 甲片去 丁香 白丁香 巴丁香 紅小豆 磨刀泥

蜈蚣去頭足酒洗 斑毛去頭足 各等分 右爲末每服一錢五更時以白根水調服

至未時打下毒物然後以蠟紙用野菊花葉搗爛爲末添醋調貼

一日一換 七日全愈 其病即去

乳癧潰爛或見膿 土楝樹子經霜者妙以楝子用 雄鼠糞兩頭尖者是 露蜂房炒存性 各一錢共

爲末每服二錢酒下間三日一服不拘日服自收斂神奇

瘰癧 初起成塊未破者將麵捏成薄餅照瘰大小將艾作

團團着在餅取楝樹根去粗皮切去白皮數條共麵皮作團放麵

皮之上用艾作小丸放艾中心灸之向上艾覺痛即掃之又

凡男取艾丸再灸三遍先艇圍不動槐根白皮要换三次連灸三日即消

一方不拘已破未破 瀝青好者 丹 萆麻子四十九粒 杏仁七十五粒十三粒半 去搗千餘捶自然粘軟成膏攤貼患處神應内服昆布海藻海帶貝母連翹甘草元參各等分為末 秘方集驗

諸瘡附大毒

對口瘡初起 韭菜共九斤搗爛搽入愈

一方用白雞屎 抱小雞者屎一兩塗

一方用鮮茄蒂七個 鮮何首烏 輕粉 各等分水二鍾煎八分一服

去膿再服收口

一方用猪苦胆剖開碗盛陰乾即愈男用雄女用雌（單方全集）

治對口瘡神效方　大茄（即白辛牛）葉蒂曬干採末同生蜜（三錢）搗敷早晚一換三日全愈　抄本

對口瘡用甘蔗渣（燒灰研末）狗屎（曬白狗屎燒灰研末）和勻用管將屑縮包一吹入藥餅貼膏藥上（膏藥不拘或松香葵瘡膏亦可）貼之即垂危亦愈

鯽魚仙方　治對口瘡一切白色陰毒初起如神　活鯽魚一條　生山藥一段與魚一樣長短用白糖二合搗極爛敷上即消　更治瘰癧初起極效　婦人乳病初起用臘糖同敷上立效　俱係親試而驗

熱瘡　五月五日午時采猬囊大蒜切片貼着心至夏不發

又方　用萵苣根搗汁去渣以汁服瘡在上身空心服瘡在下身飽

服自消　秘方傳集

癰膏方　糯米五胆汁々下銅青京共搗細均用好醋和煮熱丙

膏塗之

小石瘡　採二座泉菜滴下交水點上愈　古方

諸瘡孔內已生努肉　取烏梅肉搗爛量大小攤貼上消神妙之已比卄本

臁瘡瘡　皮底舊鞋一隻去泥淨燒存性研末菜油調敷患處自

出膿試屢效

一用屋内倒掛烟塵豬胆汁調敷　一用碗器搥碎水粉雞子清調敷

一用百草霜研細菜油調圍立效俱驗過草方秘録

火丹　芝麻切研油調敷大人小兒俱神效

臁瘡頭　銅青丑松香孪葱三根草麻子四十五　搗爛成膏攤

貼　俱上陳氏

火丹滿身生遍形水出泡者　用小兒胎衣瓶内出時雞毛抹遍手而愈草方

白蛇纏腰　腰裡紅泡一圈若不早治被其纏到不救　纏腰丸

褲腸樣　蛇殼一条燒灰存性抗厠板上浮泥刮下同研細用童

便調敷數次一二日即愈

一方用白芨半兩水龍膏薑汁煮炒 共研末之之根水調敷

一方用鍋底臍灰將臭飯腳水調敷本千方秘本

諸般流火野茶臘千四錢研細搽調敷上衛生備要

諸瘡

棉花瘡 水銀一錢白錫一錢先化錫內入水銀為末聽用銀硃三錢銅綠三錢宮粉二錢黃丹五分

硃砂 輕粉各三錢右為末用前藥一股先攤綿上用紙條長七寸

加細藥二股然同攤紙條上捲成條之不緊〻臨用時醮香油

點著橫放瓦上令患者覆睡以手托腮用盞蒙頭不令走氣口

鼻閉息如忍不住最好動換口閉先用一條薰著心次一條薰

鳩尾第三條薰臍下一寸次第薰汁於兩薰後睡五日愈 年氏秘方

臁瘡 鉛丹打極薄片剪碎和水銀少入生麻桐油研爛攤油紙上貼以川椒甘草煎湯洗淨貼之即五六年者可愈 或用炭牛膝共用陰陽水各一碗和勻化開濃去渣將一碗大冬青葉四十九片紗羅包文武火煮乾為末將葉蓋瘡在內每日換三次貼瘡葉盡即消永不再發

又方 單用冬青葉將煮熟貼之亦效 單方

臁瘡潰爛 以川椒 松香 黄蠟各一兩 共研末 鐵器用連根葱白十四段共搗爛做夾紙膏貼敷 心嶠傳

血風瘡 癬生腿胻瘰瘰各瘡並致 大楓子肉 萆[illegible] 子 山

銀硃 杏仁 白錫各一錢 共為末 先將錫化開 次入水銀 再入末藥

桕油共搗勻搽瘡 百乾無臘豬油亦可用 草方秘錄

臁瘡疥瘡 烟膏 牙皂 丹砂 雄黃 硫黃各一錢 輕粉一錢 為末 淹豬肉

調塗 或連底碗油 油帛攤藥縛好不動 三日脫光 集驗秘方

栗瘡 雄黃 蕎 杏仁卅五粒去皮 輕粉一錢 為末 洗淨 以豬膽汁調上 二三

日即愈 百發百中

天泡瘡 天泡水調宮粉敷上立愈 若日久作癢疼痛不已 膿

水淋漓者 石羔煅 輕粉各一錢 青黛 黃柏各一錢 共為末 甘草湯

洗淨搽之生瘡即愈

一方 用輕粉 青黛 等分爲末瓦花汁調抹立效 外科備用

生桃瘡 松香 雄黃各等分如濕加蒼术末等分爲末和勻綿紙包燃作紙条二個臘豬油勻化浸透火燒滴下油搽瘡上立效 本記

凍瘡 五倍子豬油搗成膏塡入縫內 如凍耳用姜汁並塗

如凍腳根用茄根煎湯洗 如凍折油臘脂燒熱敷之立效

抓瘡 傷而腫痛難忍者用耳垢封之一夕收去全愈 鄭師有云

予患痛此一丐傳此方試之果驗

火珠瘡 生瘡如珠粒子髮中相染不已亦屬傳命者用生蘿卜

臁瘡外滴搽浸敷急方

寒濕瘡　鷄子煮熟去白用黄慢火切出油加黄柏末搽之立效

金絲瘡　形如綿線巨細不一上下至心即死治法於瘡頭上截住刺之出血以嚼浮萍塗之即愈　俱出集驗

黄水瘡　取雄猪苦膽一个黄柏丹浸焙干為末敷之　用此打介

臁瘡瘡　治内廣内油遠陳竹燒灰一斤研碎裝磁瓶内以上用舊鬚鉄絲扎緊瓶上倒裝下再用一空磁瓶以口對瓶合於下瓶口上用火燒之其汁滴下取搽瘡神效

一方用石灰窯内燒過紅土墨　治法先洗淨者而多年標者為霜　石灰研細　雄黄各分

胆氣上逆榆皮末輕粉用猪胆汁調刷頭搽之效 積德堂陸氏方

一用花椒煎湯或苦參湯洗淨猪骨髓或黃連末搽神效 周氏錄

漆瘡 木刑人遇漆起泡痒痛作瘡 焮腫作痛甚者寒熱交作 用蟹捶抹之或磨刀泥塗或杉木煎湯洗或蟹殼灰研末乾者香油塗之濕者干末掺之或石羔輕粉韭汁調敷之內服元參知母石羔一人中黃黃連升麻連翹牛蒡各等分甘草五分淡竹葉二十片煎之不拘時服忌浴熱水並戒口味否則成漆風癩命而傷者多矣 秘方集驗

肥瘡 極易奏屢試屢驗 苦參 胡麻 首烏 靈仙 甘草 石菖

蒲 當歸 生地 連翹 蟬退 金銀花 海石 腦

治漆瘡 蟹竹膏 青黛 大黃 方 又 黃柏炙 蛇床 大黃 桐油調

肥瘡 大楓子肉 壹兩 白信一分 油核 壹兩 共搗勻作三丸 夜間取一

丸在心口用手擦至二更天氣若熱可令衣胸坐仰面臥一夕

亦然 間一夜再擦一丸 七日除全愈 鴻讀東房傳方

頭上肥瘡 鞋柳 飛丹 雄黃 白礬 等分研末入蔥管內煨

頭扎煨過加黃柏皮少許研 菜油調抹立效 經驗良方

面上毒瘡 初起者急尋以蜒蚰一條 用鹽少許共搗塗紙上貼

之即退 紙上若小孔出氣 此乃凌漢章秘傳極效方 之 淡竹子試驗方

海上仙方 頭香瘡剃頭瘡 牛皮破鞋各每白礬硫黄各壹

舊氈子一方燒爲末豬油加麵調速搽之次次換乾些極黄

小膁腿瘡風癬瘡瘡爛一掃光 以上二人傳

諸瘡不論肥胭膿瘡濕風些極神妙 硫黄二分 鷄蛋六个煮熟去白用黄調

蛋内炒出油听用 乾樟兩末 罩丸五 菜油四兩 川椒二錢去核焙末 將二樸末併蛋油黄入

去入菜油内熬數沸搽瘡神驗 加冰片少許

偷糞老鼠用猫屎井底泥和匀調之立愈

疔瘡 凡手心足背及面上眉瘡起泡若痒或寒熱或麻木不

痛此極毒之瘡急用針刺劃斷紫根出血令盡或怕用刀針

者將巴豆一粒米飯一粒研貼疔上立時拔疔神效 再尋

癩蝦蟆取肝貼上立愈 菊花葉搗汁服一碗死可回生

臁瘡 數年爛腿將白盧肝石端煆七次研極細麻油調敷日換

取愈親試有效 腿瘡年久不愈者碓以泥研末摻上立愈

諸瘡黄水瘡用硃碟糖面粉菜油調成多卷紙條點着令薰時時

攪勻待遍黄之膿點立愈 天泡瘡荔枝核燒磨塗之愈

諸般癬瘡 楊梅癬 枯礬 硫黄各一兩 雄黄 明礬 輕粉各五錢

川椒之用生桕油之后入藥擦破數次見效如神

一方用輕粉 冰片 硃砂 雄黄 沒藥 兒茶各五錢 大楓子廿節 杏仁四十粒

搗爛須包擦之

癬瘡蔓延　法以子五兩末入水銀輕粉少許研不見星搽瘡上

藥立瘥　東坡家方

面癬方　銅綠石白礬下錢調敷之　王葯翁方

一方　用斑毛　雄黃　銅青　等分為末之安根內調敷起泡刺

破柏燭油調敷五六次潔淨為者

癬藥方　土大黃　火硝　少許　連　瓦松共打爛火酒浸一夜

不斷手搽

又方　輕粉　白礬　銅綠　蜜調敷　王蕃翁方

一方 用杜黄連(切片，鮮根一把，洗淨搗爛汁) 白梅(數枚，去核) 同搗汁，用甲片刮破患處，敷即愈，神效，屢驗。

又方 用上大黄(三錢) 明礬 硫黄 上洋糖各少許，同搗爛，以細夏布包，浸豬牛一頭，破時取出，擦頭上，對癬生名鳳凰眼癬，甚妙。擦過頭面若腫一二日，腫收即愈，不必驚恐，親試過，甚驗。

鵝掌風癬 川烏 草烏 何首烏 花椒 赤芍 防風 荊芥 蒼术 地丁 豨莶 艾葉 罗 煎先熏後洗，屢屢起皮，痛痒而愈。

荷葉癬 田螺(一斤) 內腦入信(一下) 待即化如糊，上即愈(吉方)

牛皮癬(及年久頑)癬神效 紅粉霜(二分) 明礬 川槿皮 杏仁(各四)(麻油同) 蛇蜕倍(之)

西末津調抹一日三次三日全愈 一用牛皮燒灰油調敷愈

牛皮血癬 以硫一錢三巴 俱西細末菜油調 古仙方

頑癬 白信一分 硫黄九分 研下白凡 以信老去西末津調擦之 秘方

圓癬 鼓樹皮剪如癬樣大小以毛背一面用唾貼向火手不時撲之即愈 秘方集驗

瘋斑

白點瘋 治白 白癜紫点一般瘋 附子硫黄共研為功 姜汁調和茄蒂擦 治患痒常並之之蹤 去將相合擦洗患處全

淨以茄葉布蘸藥擦之

白癜風用白茄 紫癜風紫茄 醫方纂要

治遊風方 殭蚕 甲片 大楓 人中白 上部用

紫雲風 甘草 耳 川烏 薑汁炒 草烏 黑豆一斤炒 鹽一斤用 防己各 [illegible] 牛夕 一斤 羌活

獨活 下部用 川芎 白芷 馬兜鈴 如各 兩 共為末每服七分 好酒送

下部用蛇床子 夏枯草 煎湯洗數次 風塊即退 集驗方

鵝掌瘋 槐皮 大青 蒺藜 地骨皮 艾葉 蛇床 白芷

水煎先薰後洗每日數次愈 當用豬蹄湯洗下 以滾山洗手

浸皮水 白浮石 石榴 枯礬 為末 用滴酒調 藥半 經逢水末和

擦之愈　又雄黄同穿山甲火燒薰之頻頻自愈乃是祖法也

一用真艾叚以四碗煎熱滾入大口瓶內用麻布二層盖扎將

手心放瓶口薰之以冷再熱再薰多至不痛致　積法要得此方

又方鵝掌瘋　以龍骨路丹北常山生丹為末將桐油擦掌上患處

用葯薰之頻頻即愈

一用　豬胆一个羌活八分　穀蟲五草　並豬油丹擦之　吉浦陳氏

鶴膝瘋三陰之虧不足風邪乘之兩膝作痛矣則膝愈大而腿愈細名鶴膝風乃難治也　臘糟四兩　肥皂十个　山斤

芒硝　五味炒糖各一兩　薑汁十碗　石臼內搗之塗之　加火酒更

抄神效集潮

一用陳艾葉每二味作護肉久自除患 丁氏抄錄

神效散 治寒濕風氣治附骨疽疽皮色不變大腿通腫疼痛之症及痢後腳痛積弱不能行或腿膝腫痛等症 人參 防風 白朮 附子 當歸 白芍 杜仲 黃芪 羌活 牛七 甘草 熟地各一兩 薑三片 水二碗煎八分食前服 秘方集驗

汗斑 密陀僧一兩 雄黃一兩 硫黃一兩 先以薑擦斑 次用藥末搽之 次日即退永不再發

一方 單用密陀僧爲末隔年釀醋調搽隨手而愈 抄本

汗刺 蛇床子 紅豆 等分爲末早洗晚搽 周氏抄錄

瘿瘤

瘿多起於肩項始則隨氣凝結久延年數遂漸大倍長堅硬不可移者名曰石瘿皮色不變者名曰肉瘿筋脈露結者名曰筋瘿赤脈交結者名曰血瘿隨憂愁消長者名曰氣瘿五瘿皆不可決破破則膿血崩潰多致夭枉雖治瘤則有六種骨瘤脂瘤肉瘤膿瘤血瘤筋瘤亦不可決破破則亦難治肉瘤尤不可治治則殺人惟粉瘤破而去其脂粉則愈

贅瘤集治　甘草煎膏筆蘸瘤之四圍上三次乃用芫花大戟甘遂等分為末醋調別以筆蘸其中勿近甘草次日縮小又以甘

竹斑小筆三管以前仍上些燃焦鋪 危氏得效方

腋下瘻瘡 用長柄茶壺盞燒灰研末摻之，出水消盡而愈 瀕湖集驗

瘻瘡 壽州黃藥子須除重者為上，輕虛是他州者，力慢加倍，四半斤 取好酒一斗入藥封瓶口，以糠火煨一週時，待酒冷時時飲一杯，不令絕酒氣，三五日後常把鏡照之，覺消即停飲，勿服，恐致九神。燒酒時可先點瓶去瓶口，看津即止火，不可太猛 千金月令方

點瘻 桑炭灰 棗木灰 黃荊灰 桐殼灰各二升 蕎麥灰四 右以沸湯淋汁五碗，入斑毛四十个，川山甲五片，燒焦，研細不拘多少，以入煎作二碗，以磁器盛之，臨用時入新石灰調敷，乾則清水潤之

神效夜明之珠

下疳及腎囊風囊癢諸瘡橫痃　下疳（玉莖生瘡謂之下疳）芦甘石製炙

血竭　黃連各（錢）　輕粉（五下）　次注下　共為末　米泔水洗淨　抹上立愈

一用蝸牛（焙干）　血竭　枯礬各錢　濕則干摻　干則以香油調搽　即愈　見妙方

歷驗神方　治疳瘡　蛀梗瘡　一蜂窩（去蛹燒灰存性）　枯礬（五分）　輕粉（一錢）　兒茶錢

五倍子（一大个）　紅棗（用三枚一個燒灰）　共為末　臨用　葱白以椒煎湯洗

搽神效無敵

一用銀硃（水飛）錢　輕粉（五分）　兒茶錢　老茶葉（二下）　黃柏灰錢　冰片入前

藥為丸　每二十丸　好酒空心下　其效無比　忌（椒丹藥）

下疳陰瘡　芦甘石大塊煅淬五錢　兒茶三錢　為末麻油調敷　祁先生方

腎囊風癢痛瘡黄水不干者　蚯蚓泥同真粉停以黄丹　水調敷　干用摻亦可

再者　若癢不可忍，用大葉楊柳葉一把煎水，乘熱熏洗，後以

蚯蚓屎焙燥研末摻，二三四次即愈

一用墻上白螺螄殼炒，或鮮或以干煎湯洗愈，後毬痛煎洗尤妙

陰毬腫痛　狗槓七斤煎湯入罐內，將陰毬掛罐口，離湯一二寸，候熱

稍冷，以湯將温時傾盆內洗毬，如此三日全愈　本方屢驗

囊癰　瓜蔞子　甘草節　金銀花各　生連翹　紫花　青皮各七分　水煎

服愈　杉木灰敷亦愈

囊癰清肝搽藥　蚌壳　黃連　青黛各等分研細敷之共粒為方

横痃　青壳鴨蛋　下蛭蟆一合　將活煮足七熟去壳再吞服立愈

脚氣足疼　脚氣者受於濕濕挾風寒暑熱之邪而成故先起於腿足必腳屈弱而舉動艱筋股苦疼而足胻痛小腹不仁心中悸動胸前便溺但苦熱於痛身疼之候俱似傷寒人多誤治仲景以脚氣類傷寒症并立篇目以别之蓋西北之羅謙甫云南北脚氣受病不同南方卑濕濕之所襲者而病起於下北之脚氣從内受之北方地高寒濕氣低飲潼乳酪之後多快食而健或養太過亦濕之濕性潤下氣不能鼓動故下注於足而成腫痛

此脚氣從内受之當推究所因而治之
脚氣上攻 一切腫毒 傷風腫核及甘遂末以調敷甘草汁服即消 百一選方
濕脚氣足痛腫脛須白术以厚朴 蒼术以生地 黃柏 木通 脈沉已欲
防己 檳榔 川芎 各 羌 甘草梢七分 山梔 熱服 有熱加黃芩 熱
甚及天令熱加石羔 痰加淡竹瀝薑汁 或有濕便秘加桃仁
小便澀加牛七 秘方其驗
腿脚筋上吐入腹 速用木瓜 吳茱萸 各五 食鹽 五分 水二鍾煎半服
即令牙不急 治痛沖心上則不救矣
蒼术散 治一切風寒濕熱足膝腿髀腫 疼痛及一切脚氣百苦百中 蒼术 米泔水浸 一日夜鹽水炒 黃蘗 去粗皮酒浸一日夜炙焦各五

作一服用水二鍾煎七分食前服日二三服（正方選方）

脚痛膝痛（不能举步者）山查肉、白茯苓各等分為末蜜丸如梧子大每服三錢用白湯下或一斤或二斤無不愈者（内氏抄録）

脚熱毒的人走長路緊急所不得脚底墊腫不能行走痛不可忍急用舊草鞋浸尿桶内一夜將新磚燒紅以浸過草鞋放磚上隨以腫脚踏上火逼尿氣入内即消若不早治潰爛難愈如走長路脚腫疼痛亦用此法即消

一粒金（治風寒暑濕不可近者一切走注疼痛難忍者）白膠香（另研）草烏（去皮臍）五靈脂地龍（去土）木鱉（去殼去油）各五錢没藥當歸（各五錢）[illegible]射香二錢京墨一錢五分（燒烟盡）

糯米粉和丸如芡實大臨着時空心嚥化脂一丸趕到脚面赤腫不散再一丸趕到脚心出黑汗乃除根如病在上食后臨卧嚥下自然汗出及中風癱瘓麻痺石化手足不遂偏枯嚥下二丸日二進初中風不省研一丸以酒灌下即醒是驗 萬病回春

足患 治濕氣兩腿作痛 艾葉二兩 葱頭一握搗爛 生薑二兩搗爛 用醋共爲一包蒸極熱燒酒擦患處以痛止而愈 秘方折録

脚心腫痛 因久行久立所致 蚯蚓屎水和敷一夕即愈 單方

風癢足瘡 延延流黃水者 黃柏去皮不拘多少用豬膽汁塗之搽晒干數次將黃柏皮方研末先用花椒煎湯洗過拭干隨以末藥敷之

二三次即愈 秘方甚驗

腳指縫爛瘡 鵝掌黃皮焙干燒灰存性爲末搽 或用男子手爪

爛瘡細茶嚼爛敷之 本方

兩足血風瘡 馬齒莧焙干淨末 黃丹飛 黃柏 兒茶 枯礬各等分

共爲末生桐油調敷帘上先用蔥椒湯洗淨貼之效 本方

爛腿瘡 龍骨 石膏煅 窯煤各等 後藥末少 血竭 五龍骨

鯉鱗各下 生芝麻一撮 生鴨子調做隔紙膏貼 極驗之方

裙帶瘡 嫩長藥根皮用不落水猪油搗敷乾即換敷個愈 四鏡傳

一方用梨葉石片猪油 灰 將葉在鍋內切半浸下上將白蠟發之

拌搗爛在內令化在药上又下鹽双亦拌在內候用將火不可使药炒爛取起待冷貼上神效 草方集驗

又方 薑甘石煅研細麻油日日調敷立愈 歷驗仙方

肉刺雞眼 草麻子兩細末敷上一二時其刺自出痛即止 秘方

雞眼 生蜈蚣一条搗爛少許貼上候時拔根 抄本

脚城 荸薺半个貼患處過夜次晚再貼五六夜其城連根脫出

一方 用葱根荸薺搗汁一碗煎再取松香兩二麻油再煎滴水成珠方入前汁攪膏药貼即愈

一方 用蜈蚣一条 硇砂 等分 放鐘內拌埋地七日取出銀簪点上

印脱草方印録

鞋根疮生脚跟皆因鞋窄擦損用田螺去殼搗爛敷數次即愈 草方集驗

脚指裂破 凡冬月遠行步履疼痛用湯洗淨拭干將黃蠟及

滾化入松香末三分用少許於刀頭上滾化滴入指中即愈

甲疽延爛 係爪甲 五倍燒存性研末色如黃丹之 先以鹽湯洗淨用末厚敷以軟

帛縛裹當日即汁斷疼干每日一遍鹽水洗拭更換干者不須

近洗即或作白膿即掺藥敷之即痊 外科秘方

赤遊丹 用好青粉掺擦之一二次重者四五次立愈

嵌甲入肉 礬石燒灰敷瘡患肉生肉細細割取甲角即愈 附以方

末药方　治脚上一切烂疮　珍珠　琥珀各五钱　轻粉　黄丹　乳香油
没药　石膏各五钱　冰片三分　共为末　敷　抄本
足出汗臭秽难当方　经验过　苍术　丹　白矾　辛　石榴皮　丹　川椒　生　山
药合作五次夜里煎汤浸洗立愈　元墨抄
跌打及刀斧汤火诸损伤
火烧汤泼　生大黄　煅石膏　各等分为末　干者麻油调搽　湿
烂者干上即时痛止　数日而愈　虽日久而大伤者俱效　灰枕储
刀斧跌伤出血不止　鸡骨灰　松香　各等分为末　搽上立止　大
砍之剪龙刀疮小药可用　者用此抄之　右抄传

刀瘡一切收口神速方　用松香　生半夏　各等分　為末掺上　忌水仍付

跌打膏　用薑取汁要熬至茶子稠　后用白蜜煉精老成為膏

凡跌打傷刀見血　五月五日或生采初桑葉嫩葉以新瓦焙研存性

為末掺之立合

跌打方將死者亦可用　當歸尾　桃仁去皮　乳香　没藥　紅花

蘇木各一錢　童便一鍾　陳酒二碗　煎八分　將童便汁沖服即愈　神妙

莫測

金不換膏藥方　能治一切刀箭損傷杖瘡臁瘡及犬咬毒并跌

打等症貼之神效　藤黄　生白蠟　生黄蠟　生香油四兩　先將藤

黄入油煎至金色不老不嫩然後去渣一次入黄白二蠟溶化離火乍時又加冰片乳香攪勻藏入磁器內聽用 如遇以上等症照瘡大小攤貼之無不立效 上四方邵錦傳

燙火傷 將黄石落花浸油貼之不但不痛而且疤痕俱無 祝有昌傳

跌打損傷 當歸錢 澤蘭 五加皮 續斷 羌活各錢 蘇木錢 紅花錢 杜仲錢 加減服即愈神效

膏藥方 蔓荊子研末錢 五加皮錢 丁香錢 加紅麴錢 好香錢末 用木末放紅活而消熱痛即將藥放在舊肉揭而膏貼上即愈 上二方孔爰

跌打損傷 木鱉仁 當歸 蘇木 木通 松花 厚朴 烏藥

川山七各三錢 大黄 芒硝各五錢 紅花三錢 甘草一錢 酒煎溫服先的

熱童便吃一碗 以生葱搗爛熱擦傷損腫痛處甚妙 產後傷

受刑護心丸 夹棍受杖傷用 木耳灰五錢 紅花炭一錢 拉拌末一錢

烏梅肉三錢 龍眼肉三錢 潔白糖一兩 共搗調勻陳酒送下

軟骨丹 川烏 草烏各一兩 藤黄一兩 肥皂四兩用核肉白膜須肥真方妙。臨上先是應接

撥骨丹 大麻子一兩 射香三錢 共為細末 狗油調和 約作四餅 臨用

須隔夜先用 威靈仙一兩 再加鳳仙梗籽各一兩 透骨草煎湯

洗腳腿骨 自覺熱氣透入骨內 再度乘熱時將前藥餅貼上

足四邊須布包緊臨審之太平時用米醋肥皂搗敷患處

元散　若風臉腫恐人見刑　巴豆肉五分研爛塗於面　甘草汁洗

夾棍方　猴骨一錢　肥皂核一斤去核若佳　銅屑一錢　麝一分　樟腦一錢　鳳仙花根一兩

活塘團鯽魚頭一斤　先將皂銅樟花擂魚搗爛分作四餅　再以麝

猴末摻餅上貼一宿　王國公傳

鬼代丹　乳香一錢去油　沒藥一錢去油　木耳燒　地龍七條燒　番木鱉七個　花椒一錢淨

無名異一錢　自然銅一錢　土鱉蟲七個燒灰酒浸燒十　共為末　蜜丸如豆重一錢　硃砂

為衣　空心好酒下一丸　或臨時化服則不打　以手指兩腿甘草

湯洗

夾過方　精豬肉半斤搗爛　加花椒和勻分作四餅　貼者上棉

夜裏煖卧一宿即止痛明晨可行走且走亦不痛自愈

護心丹 乳香 沒藥 當歸 蘇木 自然銅 番木鱉 各等分

白頸地龍陳三年 麻皮灰等分為細末蜜丸芡實大每服三丸酒下

跌疼 大黄 歸尾 牛膝 等分為末生蜜敷

金瘡 血竭 螳螂 等分研末敷之 又方 舊棉絮灰敷好

又方 軍中必需 凡人首傷研擦之立刻止痛 大者須搗碎小相擦亦可

麻暈藥 破割用 鬧羊花 生草烏 各一錢 蟾酥五分 研末 每服一分

川烏一兩 蓽撥一兩 共為末 每服半分 酒送下即暈

接骨仙方 精補骸骨 蟹搗爛 將蟹殼焙在將手揉搗敷患處

以針劃破將桔核核上分用藥擦之扎住定核核何候上扎神

手臂斷缺展耳割傷治　將壺陽切爆焙末　千耳石灰血餘

降氣　白蠟　各等分為末擦於七日效處驗

箭頭入肉　蟾蜍焙為末香油調從露出荊根煎塗塗浸入箭頭

自出　未出毛小鼠浸菜油擦之　又治火燒瘡

又方　用工將燒灰搽之搽一次一次止痛生肉

治凍瘡　狗頭骨燒灰敷之

又方　將山藥打斷以汁塗上，再用一桔分為四分，去肉將紅皮烘熱，用裡皮搭在瘡上，候冷又換，不過四次而愈。

瘀血沖心（從高墜下跌死）蒼耳散 取藥不及 啓開口 以熱小便灌之 或單

墜倒打死 將本人如僧打坐 令一人將頭髮提起 用半夏末吹

入鼻中 醒將以生薑汁 真麻油攪勻灌之 再以乾荷葉燒灰

熱小便調下 每日進三服 見血（附刊或在篇後）

八厘散 土鱉（自焙末）血竭 沒藥 乳香（各三錢）大半夏（生用）當歸（酒浸）

巴霜 硃砂 雄黃 麝香 甜瓜子（炒，各）為末 收貯聽用 每服八厘

好酒下 小兒三厘 但能開口 服下即可活矣 八仙得訣

此方八仙傳授 千金莫上難尋 止疼止痛如神 損傷續斷立愈 江湖上

不可刀傷力最 那曾損傷於付 八厘一服為宜 渾身傷的活命 方能傷

上部損傷 如頭殼見髓 或傷風於內 羌活 防風 半夏

升麻　當歸　芍藥　陳皮　生地　甘草　川芎　白芷
茯苓　南星　花粉　蔓荊　姜三片　引加血餘五前的
打下二味俱爲末吞服
中部損傷如手之類　羌活　防風　當歸　赤芍　陳皮
白芷　甘草　秦艽　黃芪　茯苓　生地　官桂　故紙
花粉　引加五茄皮　血餘硬各五　水煎服
下部損傷如腿足傷　當歸　芍藥　陳皮　牛膝　木瓜　防己
川芎　茯苓　羌活　白芷　白术　秦艽　生地　甘草
引加血餘硬五　水煎服　醫方集致

熨法 用生葱連根切碎炒令汗乾乘熱熨患處冷即須易換之

三刺定痛止血

筋骨折傷 急取雄鷄一只刺血量患人酒量冲服痛立止神驗無比 赤水玄珠

奪命散 治撲打金刀傷及破傷風傷濕發痛强直如癇狀者

天南星 防風 等分為末 以調敷患處出水為妙 仍以温酒調服 若已死心頭温者熱童便灌調 主鬬毆因傷墜壓者酒和童便連灌三服即甦 亦可並服 三因方

腦破骨折 蜜和葱白搗勻厚敷立效 秘方集驗

跌壓瘀血積痛難忍者，歸尾五、桃仁去皮尖廿一粒、大黃一兩酒蒸，酒煎，碍空心時服

盃，吃早取下瘀血即愈。又

跌打損傷神效方　九節還魂草　鹿含草　川蒲白打草　麻皮根上部加倍

土鱉　各等分，下部加牛膝根，因傷加白頸蚯蚓、五味為君隨便

再加紅花、蘇木等藥，酒水煎服，汗出而愈。循一派工驗

沈考屋上跌下，服此三日全愈。懷德堂筆記

損骨不知疼背脊傷損或損骨者用鳳仙花根酒磨服，半寸最多一寸止

此樣服而上則不知痛，但多服傷人，只一寸為極。秘方甚驗

跌打骨斷，用金櫻子連中金櫻子根也去皮煎酒，熱服，連服數患立

杜氏外瘍節要

愈 頤齋重刊施

墜車落馬筋骨痛不止 立以索末酒服，一日進二次即愈 秘方集驗

湯火傷 最忌浸冷水中，防火毒攻心，並勿服寒涼之藥，但用好酒洗，拔出熱毒，或服之，以索末泡飲。川連 花粉 元參各等 陳皮 核桃 山查仁各等 淡竹葉廿片 水煎服。如藥不便，服童便以護其心，使火不能內攻，隨取大黃末，桐油調敷，即無危者，俱保無恙

又方 豬毛燒存性研末，加輕粉、白硼砂各少許，麻油調敷，總無疤痕 秘方集驗

跌打損傷方 川烏 草烏各兩 落得打 木 肉桂半 三七 乳香 末藥各半

七厘散七厘 杜仲 牛膝各五 共爲細末黄酒送下分兩次服完

新傷不必服此

遍身燒痛 或服蘿卜汁 或服童便 或隨所好酒二三甕入浴缸

内令患者浸酒中 任重不死單方全集

諸傷刀斧斫夾剪 鎗箭一切傷損 生半夏研細末黄血敷之 立止痛能收口生

肌抄本

刀傷切不可見水 用圖書店滑石掺之 或用刀刮青石末掺之

或大黄炒黑篩末掺之 或韭菜汁拌陳石灰陰干掺之 或

用堅實細炭并老松香各等分 研篩細末 以韭菜汁拌陰干再

篩細末摻之，水急用不用進汁亦可。萬方針綫

金瘡出血　葱白連根葉煨熟搗爛敷之，冷即易，兩合。本草蒙筌

箭傷　陳臘肉去皮骨，切爛，入象牙、人指甲各分研末，和細杵同肉厚敷週圍。

水鏡子打入肉，以水銀灌入傷處，其鉛即化，仍從傷處隨水銀流出。神效仙方

拔出箭頭　花蕊石形如硫黃，有白點；煅者火煅七次，研研末，敷四圍，箭頭自出。

又用巴豆仁、蜣螂同研塗之，決痛定，微癢忍之，待極癢不可忍，便搖動拔出，速以生肌玉紅膏敷之。秘方集驗

人咬傷　用熱尿洗之，牙黃瘀血，以蟾酥丸塗孔中，或嚼生白果

塗之，如痛用麻油紙撚火焰熏之，用乾床裝荔枝殼內加艾圍

灸之，以不痛為度

齒䘌方　生麥芽沫洗碗研搽

凍傷指痛不可忍，久則爛脫手指并手掌，諸方書所不載，急用

人尿入罐內，指浸之一夕即愈。如爛，魁蛇烏龜殼灰敷

踢傷或手足或面及擦破皮肉　冬青葉同蠟煮數沸，再滴麻油少許在內，取葉

接斷自好　華方秘錄

杖傷　火爛中層四五分深潰不能收口，用此方搽之數日愈　血

麥石　硃砂　輕粉　石　赤　白芨　丁香為末，搽上一日夜，定肉四圍生

起兩日即平（公門秘方）。杖後即飲童便一碗，以免毒攻心。再用熱豆腐鋪在杖傷處，其氣如蒸，其腐即紫，須易之，令紫色散盡，後淡紅色為度。

治杖瘡腫痛，雄黄方、密陀僧下，研水調敷，極妙。

凡杖後日服白蒿末，米飲下，神效（僧上秘方）。

夾棍傷　一出衙門，即用熱童便一盆，將足浸之，如冷，燒紅磚二塊淬之，即熱，直浸至童便上面浮起白油，其傷盡矣，又疼不痛。再用肥皂搗如泥，入雞子清和勻，罨患處，以竹紙包裹，腳傅紫，一夜不可動，即散。內服末藥：人中白（醋）丹、乳香（去油）、沒藥（各一）。

牛膝（三錢），西木耳生（燒灰存性），自然銅生（煅），再用牛膝煎酒調服三五錢。

共爲末藥用歸尾一二分 以藥敷患 神效 壁虱 指麻 黄蘗補

疥瘡 五加皮各一兩 生白酒一壺 煎熬沸 從量飲 避風室 厚被出

汗立愈 共爲 首傷加土鼈一枚 某驗方

損傷出血不止 頂真絳香刮末搽上 收口仙藥 從高墜下及

跌打血中於死 切忌吃冷水 急用韭菜汁或熱小便灌之救

瘀血痛危 歸尾三錢 大黄酒蒸 丹 桃仁二十三 研細 服之瘀血立效

破傷進風寒熱垂危 蟬退 焙 燒灰服愈

湯火傷 飲冷水必死 浸冷水中必爛至骨 急搗蘿卜汁或童便服

外用槐花炒研末 油調 立時止痛 或爛茶葉敷 爛見骨者可止

霍亂轉筋切研末麻油搽效

接骨仙方　骨斷粉碎者五茄皮四兩雄雞一隻庭之女黑毛更炒之毛連骨同毛血與五茄皮打爛敷患處用包好准點一週時揭之切不可太過時內自完好神效無比再用五茄皮另浸酒服盡量飲之

蜂蜜研炒

犬傷用生山藥生白朮二味搗爛敷上即止痛　雲山庵先生付

金瘡敷藥　取雞骨炭投於地上鏗然有聲者用好松香等分搗作一塊以老韭菜汁拌入陰干依法搗拌三四遍研細末存貯遇患敷之立效

金鎗藥用遠志松香遠白及各等共爲極細末傅之如悞將指頭剁斷者即將藥搽上將指湊上即止痛不流血色住旬日即合

箭鏃入肉不出用陳醃肉去皮取紅活並夾精者同肥細切剁爛以象皮及人所退爪甲共爲細末拌勻再剁務要和合厚敷患處周圍其鏃自出如針折肉中亦如前法自出

湯火傷者不可浸以冷水浸之則火毒逼入攻心難治即傅家秘合亦成爛疾急覓水中大蚌置磁盤中將蚌口向上勿動少頃俟口微開入冰射少許用鷄翎粘掃傅之四邊層層掃入于即滲掃更覺涼入心將蚌自製殼粘掃之立白生結漸掃而愈

不可干此大毒漸退內所存蚌壳燒灰存性研末亦敷射少許
用綿帛作數上以防毒內溢烟或仍以蚌粉調厚傅上用舊綿
護之加以棉穰粗紙數層扎紧泌是毒內覺差燥痛時以蚌粉
四面隂入自覺完滿如舊如無蚌粉敷射之山野以敷於四圍
摩擦亦由遠而近潰者以抹粉調柏子麻油塗之　又法用多
手除搦緊覺之徐徐擦亦可　二方大清仲抄之
凡跌壓重傷之人灌以酒化真山羊血立效　大清律抄入
破傷風　皆因損破傷後被風襲入經絡漸傳入裡惹寒熱交
作口噤咬牙角弓反張口吐涎沫入陰則身涼自汗傷處反平

陷入故者是毒即内收當用葛天丹發汗令風邪外出後下之
真斑黑患上形之證脹面多出汗後前症不退倘亦不多出斑瘄
分時發時止口噤不開語多不出者終為死候

葛天丹　蒼朮　黄金錫　石斛　明天麻　當歸　甘草一兩　川芎
荊芥　北細辛　防風　麻黄　川草烏湯泡去皮　何首烏各　雄黄五錢
為末蜜丸或每作四丸或每作六丸或每作九丸三八等做下以
備老壯緩急取用每以硃砂為衣磁器收貯每用一丸葱白九
枚煎湯化下適口服蓋暖出汗即令汗透再用葱湯催之汗必
盡淋少頃後再蓋被出汗自斂一切脹毒風熱宜發散者皆可

服如病已表症相兼不必發散者只用熱湯化服避風其食稀粥忌葷腥房事孕婦忌服

玉真散 南星 防風 白芷 天麻 羌活 白附子 等分研末敷患處如打傷死症心頭微温者熱湯童便灌之方連進二服立可回生破傷風牙關緊閉腰背反張甚則噤牙縮舌以童便調服之方立愈 秘方集驗

一用蠐螬即地蠶也將駝脊背捏住待口吐水就取抹瘡上覺身麻汗出已不活者若一兒顖上跌破傷風依此治之即時愈

四肢瘋方 青楊 生肉桂錢半 天麻錢半 秦艽 双桂枝錢半 紅花錢半

鈎〻丸 用雄特防己生木瓜丸毒覓〻丸 木天〻生牛七五錢大黄 水

木丸 羌活丸加桑寄生或桑枝黄連竹瀝湯湯激烈大

並數十滾輕時服一茶杯

痔瘻　腸澼爲痔，如大澤中突出小山爲峙，凡人於九竅中但有

小肉突起者曰痔，不特於肛門邊生者名之，亦有鼻痔、牙痔等，

其狀不一，方分五種，曰牡，曰牝，曰脉，曰腸，曰氣。牝痔爲肛門邊

生瘻腫突出一日數枚，濃潰即散；牡痔爲肛門邊發露肉珠，狀

如鼠奶，時時滴潰膿血；脉痔爲腸口顆顆發癗，且痛且痒，血出

淋瀝；腸痔爲肛門結核有血，寒熱往來，登圂脱肛；氣痔遇怒

濕則發肛門腫痛氣墜則愈又有因痔而遇過飲酒勞動發作
腫痛而流血，血痔者而逢大便則血出不止宜補熱調血脈藥
因生瘡久而不愈必至穿穴而成漏矣

治痔油藥　蘇合油　熊胆 樟各錢　生鷄子十個用清油煎　三味自和敷之效

收虎膏　有一種壯者患痔並宜用此立愈天秘丹藥

藥如　片腦各　朴硝各　熊胆各　蝸牛螺蛳真各　橄欖核灰各　搗爛
入藥浸一夜取出前藥敷瘡上不斷根人工

痔漏　犀角　象牙末各三　乳香　沒藥各五去油　明礬　黃丹各重　銅綠
自化石入藥丸如梧子大取連翹金銀花二味煎瓶中入搯湯

煎半日空心温酒服廿一丸自愈 洪武帝親驗

一方用好黄連末丑甲片炙麻油石決明煅槐花生切各等丸早晚各服

一笔將四傍肩腹因突去皮翦 廿分切碎 入猬皮作神效 集單方全

一方用青苔 去石土去淨 炒末加生礬少許再研細用先將尾瘡抿一以滚滚加鹽酒一碗坐上盆洗其痔漸漸縮小搽十前藥抹上但當痛二四次即愈永不再發 秘方

痔漏門

其痔因酒色風食五事過度以致濕熱注臟腑充經絡而下衝突穀道之旁結核初則爲痔久則破而膿血爲漏初起宜以消

熱涼血爲主 治腸胃之厚實漏久宜以温澀散表實熱毒爲主

此症世人多以塗抹殊失病在腸臟屬虫治根須忌初以清熱

治者大是根治痔漏熱或以或發而防下漏膿血出易以温澀

之劑看何如也善枉必發也者騐時突高出有刀如核漏則腐散

而膿出矣二法足以辨之

治男婦遠近腸風痔漏坐臥痛不可忍者 黑玉丹 牛角腮剉

刺蝟皮各一兩 猪懸蹄甲百隻 槐角子二兩 芝麻一兩 雷丸一兩 敗棕剉

苦楝樹根一兩 亂髮一兩以皂角水洗淨 右藥剉碎入瓦罐內火煆存性取出

研細末再入乳香及麝香另 俱研爲末令勻以酒糊爲丸如梧桐

于大空心食前服每五十丸日进二服，甚者日三服。未服药前生嚼核桃肉一枚，次方以温酒送丸药下。切忌勿服别药，方许速效。

治痔漏八仙散 白术 苍术土炒 荆芥穗 丹 升麻 黄芩 川连乃各 黄柏 甘草各等

右药为细末，以酒糊丸如梧桐子大，空心每服卅丸，米饮汤送下，以後药察擦疮。

搽药方 熊胆三分 冰片少许 右为末，以猪胆汁调擦患。

治痔漏 青盐 白矾各四两 共为细末，用猪脏一个，将二味入内阴干，空心每服温调五分。

痔漏收補塞方法　信丹一錢（以白礬養於信上，火煅枯，以一半生用）　乳香　沒藥　辰州硃砂　輕粉各分　血竭　半夏各二分　蟾酥一錢　斑毛七个　斑指一个　南星　麝香各一錢　右藥爲極細末，麵糊搓如大麥桿條，每日以條捶入漏孔內，漸加或三四條，一七內作藥管自化腐而出去管，瘡內每日用荊芥、苜荷、黃柏、蔥艾之類煎湯，待溫送洗數次，收口藥用之立效。

收口藥方　赤石脂（煅）二錢　乳香　沒藥各錢　連女錢　輕粉錢　血竭三分　白蠟末二錢　右藥爲極細末，每日少許敷之，分用膏藥貼之，一日一換。服藥可用救毒散之類，收功後可服下黃蠟丸乃已。

黄蠟解毒丸　黄蠟一兩，先化開，即入雄黄細末五錢，白礬末四錢，即就手為丸，如梧桐子大，每服空心以酒送下三十丸，終於功效乃完。此方得之天寶宮，切勿輕視。

治痔漏及脱肛便血方　當歸（酒洗）先用川連三日（酒浸）各四兩　防風（去芦）二兩　枳殼（麩炒）一兩　右為細末，以前浸黄酒打麵糊為丸，如梧桐子大，空心每服六七十丸，米飲或滾湯送下。忌煎炒、酒、腥、麵一切作熱厚味，隨用得生即效。

治痔漏生肌散　五倍子（炒黄色）一兩　枯礬　乳香　没藥　血竭　兒茶　各五錢

右為細末，香油用筆蘸入瘡口内。

治痔奇品并錄補遺　胆槐丹　十月上巳日採取肥嫩結實槐角子不拘多少用新瓦盆裝色者二個另槐子於内用鹽泥封固埋於背陰地下二三尺深候先尋黑牛胆數箇至臘月初八日取出槐子裝入胆内高懸乾之次年清明日取出用好磁罐收貯槐子每日空心白滚湯吞服一粒初一日一粒初二日二粒每日加一粒逐加至月半服十五粒十六日又減一粒又日減一粒至三十日只服一粒周而復始不惟痔漏兼除諸毒大有補益真秘方也

治痔漏瘡管地黄丸　熟地黄八兩（酒浸）　槐花（炒）　黄柏（鹽水炒）　杜仲（鹽水炒）

白芷各五分　山藥加　山萸肉　獨活各八分　澤瀉　牡丹皮三分　白茯苓各一錢

各半錢　黄芪蜜炙　白附子煨　丹皮　右為細末煉蜜丸如梧桐子大

每服五十丸空心米湯送下

治五痔不拘内外或初起及遠年者並宜服　五倍子　鱉甲　刺

蝟皮二味治牝痔　蜂房治脈痔　槐花治氣痔　猪左足懸蹄甲治腸

痔各等分右五味燒存性研極細每用一錢為末以井花水調之

錢空心臨卧俱服

腸内外諸痔并久不合　槐白皮　槐白根　枳實各半　蟾酥

赤小豆一合　當歸一兩　甘草一兩　白芷一兩　右各合細剉為末以搽

貼肆或膏入藥和勻冷退火性攤貼瘡上甚效

治石痔神驗散　取蚕繭入男子指甲以滿為度外用童子髮纏

好燒存性篩細敷之

治痔蝸牛膏　冰片　[illegible]　熊膽一分　蝸牛一个大只三七　右三味共研成膏入瓶

一一滴塗患處忌洗及動風發物

洗痔方　威靈仙兩　五倍子七个　防風兩　槐角子兩　尾花半兩　荊芥兩

右藥各剉碎用水十碗煎數十滾乘熱先薰後洗如或痔

腫痛洗去不癢不痛方住

治痔漏脫肛垂危方危急不可傳之　用生鱉頭燒灰一个以枸引

頭伸玄月所頭之訣及頭首工加摇角子丹用語之蓋加於七

蓋藥玄六此不能心熱脂之後用兵附丸劑吞服並不乘熱淋

洗服□玄神驗但燗傷之以後外遇善不妨己危病從方不能

所致必用生命治愈此書題生符契之乃可於前者之一線生機

及從方所以存玄全生前懷白耗用

題十符式 唵

痔瘡熄腫除之神效　田螺　銅青　射香　冰片　各兩末　立厘

效田螺因所令除命

痔漏　旱蓮草一把連根搗爛滾酒冲汁服立效

又痔漏方　用槐花子一升煎湯一鍋將腳盆用布圍之薰洗效

又方　將猪臟洗滷湯一盆則冷加熱湯洗之即愈

治痔漏用五倍子挖一孔將明礬填入煅透研末用津調塗即愈

以上二方上海錢界可傳

又方　用芙蓉花根煎薰立效

薰痔白茄根枸杞頭火烘乾之露地上一夜和陳米煎薰洗效

敷痔用五倍子一个鑽一孔入水銀封用黃泥包固火煉通紅候冷取出爲末用津調搽加冰片尤更妙如痛加乳香沒藥少許

治痔併治便紅腸風臟毒一切症候或暴發或久遠者並效　青

蓋一味用葉不用莖用莖不用葉為末每服一錢薑湯白水燒酒送下薑汁紅水滚水調下

痔漏方 俞次公先生服驗 陳琉璃二兩用蓋二層布洗淨油燒干用米醋浸一夜燒干為末乳鉢用少許 陳棕二兩用雨水泡洗淨再用醋調濕燒灰存性爲末 五錢用白青鹽各二錢 拌過用銅鍋炒研為末新摺疊用陳茶泡洗砑趁燒乾陰陽瓦燒細末醋過血又飯鍋上蒸熟用廣三七 五錢研為末陳京墨二錢為末紫厚朴五錢燒為末槐角子五錢用溫洗飯鍋上蒸二次用米醋拌炒乾為末 右藥泡製好後用乞林冬乃乾青裹燒的一斤去皮核加蜜

合

治藥為丸如黃豆大，每服十粒，用豆腐皮包，空心下，隨用點心。

戒食椒葱蒜大酒一切發物，此方神效。

痔用輕粉五分 硃砂一錢 杏仁十粒 胆礬一錢 共研為末，香油調抹上即愈。

又方 猪膀胱一个，撕乾，洗淨，入烏芝麻兩、木耳兩，用好老酒四碗，隔湯蒸，以酒乾為度，搗爛，再入川連兩，研細末，蓮子兩，焙乾研末，共搗勻為丸，每早晚服錢，白湯下。

小便出血 牙屑 光粉 以血用牙屑

痴癲病 公猪心一个 雄黃 法中服，辰巳午三時。

化毒丹 治毒上腫硬 錫山徐進宗先生方 滑石七五 木鱉湯泡去油十 血珀 牙屑八分

分麝香二分研入　雄黃二分研　珠末生研　朱砂研　元參二分細研　及真西黃研下　青黛一分細研　各二錢
硃末研　石(?)砂研　三分檳榔細研　青果核炭研　木灯心炭二錢研　各為末每服二錢
只心白蜜調金銀花湯送下

紫霞丹　專治無名腫毒不論已潰未潰及對口疔毒等證如神

乾隆三十三年歲底用紋銀二十兩買若牡君朱培葉手錄

斑毛一分去頭足翅足用白元米一撮同炒今以米色黃為度研極細末　元參四分細末十兩末　乳香一分去油　沒藥一分去油
冰片四分　血竭一分　麝香四分　前極細四分細十兩末　以上諸藥研極細末准分不
可經火碾器收貯每用少許以膏貼之效　此丹自用甚方用見生

金紅膏　專治一切無名腫毒及瘰癧結塊不論大小貼之即散

嫩松香八兩 草麻肉五兩 乳香去油 没药同上 [illegible]珠一錢 巴豆二十五 血竭一錢
土鱉蟲七个 硃砂六錢 銀硃四錢 肉桂五錢 射香三分半 阿魏四錢 兒茶六錢
右諸药先將松香銅鍋内烊化撩去枝梗渣垢傾在地上候冷
搽結剉下研末餘药亦各研末獨草麻肉巴豆土鱉蟲先研
爛至不見星研膏然後入药末在内搥千餘下成膏臨用隔湯
燉烊攤貼不可見火 此方去硃砂銀硃加銅綠銀朱輕粉石膏各一錢即
成綠膏药能隔皮取膿痰甚效

紅膏药方 嫩松香二兩 兒茶九分 銀硃九分 血竭一錢 硃砂一錢 乳香一錢
没药一錢 阿魏一錢 射香一錢 草麻仁去殼一錢 上各研末搥千餘下成膏

紅玉膏 又名八寶丹 治一切之無名腫毒不論已未潰並斂並治爛腿

乳香去油 沒藥去油 兒茶 血竭 杭粉 銅綠 黃丹 以上諸藥各

四錢 共爲末臨用時以黃占四錢烊化餘麻油調用老油紙一面

刺孔一面刺眼向於小瘡所少搽瘡上 以膏蓋之亦妙痰毒核

毒漲同神方也

珍珠散 專治下疳楊梅結毒 段炳初先生傳 煅芦甘石三石

青才 石膏才 連珠下 砒信下 共研末和泥搽之

爛喉痾方 道光十七年歲底於蘇城陳星田先生去銀五百兩買全於王淑宗手錄 芭豆七立去油成霜 白胡椒七立

原寸一分 乾薑三下 先將胡椒研細後同各藥研和勻飯爲成丸用

凡砒一分研細再夜用時取小紅棗一枚去核納藥一丸塞鼻男左女右週時再換神效

移毒丹 治毒若險處能移至不險處 五倍子炒二兩 南星一兩 草烏一兩 黃柏一兩 白芨一兩 共為末醋調塗腫處圍至不險處

陰癬方 川槿皮十四文 白芨十文 斑毛 樟冰各十文 毛菇廿文 大黃 南星 雄黃各十文 全蠍二只 巴豆七粒 共為末米醋調和敷之三次即愈此方目見效

又方 土槿皮一兩 樟冰五錢 斑毛三錢 苦參五錢 杏仁一兩 檳榔五錢 輕粉一錢 陀僧三錢 大楓子肉六錢 寒水石三錢 右藥用白花燒酒一斤浸七日用

掃癬散　治陰囊頑癬　白芍　土荊皮各三　厚朴五分　吳茱萸五

分　已上四味細末，先將竹刀刮癬，末藥調敷，七次愈不發

又方　治癬　青黛　木鱉仁　川槿樹皮　生甘草各等分　右用酒一

碗入藥內，日中曬至癬濕，趁熱用筆蘸藥擦癬，以刮全愈

秘傳抱龍丸　專治小兒急慢驚風，此丸可治驚之要藥也

赤茯苓一兩　川貝母一兩　天竺黃錢半　桔梗一兩　明天麻一兩　文蛤錢半　枳殼一兩

陳膽星二錢　白附子一兩　陳皮一兩　茯苓一兩　茯神一兩　右為細末，煉蜜

丸，芡實大，辰砂為衣，如加赤金為衣，此方內加牛黃五分　珍珠一兩

血珀一兩　尤妙，更佳

霞雪丹 治游風毒 此方鄧吉卿授 生錦紋 黄柏 甘草各等
分 石膏 滑石 以凡朱 黄芽二分 一合 右共為細末 再加青黛
另再研如膚理者干掺 干者馬前割柏汁調敷 或加黄連汁亦可
開關散 牙皂 糯稻明礬 先吹 用針挑 生蒲黄 大梅 玉鑰
丹 冰片 細末 工共研為極細末吹
碧丹 當歸 糯稻不拘 粳米 須用 薄荷 石膏 黄柏末
玉鑰丹 甘草 以連翹 青黛 冰片 工
味 須研 不可見火 加 真珠
更佳

玉鑰丹 硼砂 火硝 吃氣 以上等分，研細，先將火硝入烊銀罐內，然後入吃氣、硼砂，煅白為粉。

金丹 治一切喉症，同碧丹對沖吹。 火硝一錢 牙皂一分 吃氣一分 白芷 大黃 牛黃各一分 蒲黃一錢 硼砂一錢 雄黃一分 冰片一分 以上共為細末，磁器收貯。

珠黃八寶丹 治喉症腐肉已盡，用此長肉。 龍骨一錢 珍珠一錢 人中白各錢 兒茶一錢 黃柏末 人中黃各錢 白芷末一錢 牛黃二分 冰片二分 川連一錢 以上諸藥共研細末，吹。

金鑰匙 治喉癬、喉痺、喉疔及齒縫出血、走馬牙疳，吹之神效。

冰片一錢 元明粉一錢 黄柏二錢三味研 川連一錢研 青黛一錢 鷄内金一錢存性 硼砂

砂二錢 雄黄一錢另研 甘草一錢 人中白二錢煅 銅綠煅 蒲黄一錢炒 以上共細末

玉鑰匙 治喉閉纏喉風乳蛾等症 冰腦各一分 蚌炒一錢 硃砂一錢 硼砂一錢研

馬牙硝五錢 石膏二錢 明礬一錢 巴豆三粒 以上嘅礬巴豆同製 候豆

枯去豆取礬為末 入前藥用吹有效如神

喉痛方 研極細末 吹之 人中白煅 蒲黄 黄柏末 青黛各一錢 硼砂

秘方 治喉下 忌

四季保命丹 治咽喉急症喉痛難寒 用雄黄 血

前藥溫水可救 薄荷葉及雄黄一錢 甘草五錢 硼砂一錢 冰片二分

煎下　右共為末煉蜜丸如[illegible]之大每服一丸放舌上噙嚥

服煎藥隨症施治

神效奪命丹　治喉風走腫雙乳蛾喉痺誤吞鐵竹木之刺以

及咽喉腫痛　[illegible]　海螵蛸　生甘草一錢　紫河車三分

密陀僧　白茯苓　白僵蚕去絲炒各壹錢　右共為末以麵為丸如

彈子大曬乾為度每用一丸井水半盞浸藥少頃以將浸藥水

嚥之　如不見效急用一丸再分化分作二服

一笑散立止牙痛　青鹽三　火硝　硼砂　樟冰各　共為細末搽患處

止金瘡方　細生地　當歸身　紫草各　麻油十二兩　煎枯濾去渣以

耳中輕粉 龍骨 膽礬各 降丹末 密陀僧 石膏飛 爐甘石制煅 梅腦 及 血竭末

頭上瘡 加黄柏白芷各 收斂

旱蝕瘡 牛黄 降丹末 輕粉 密陀僧 各等分 研細末用

戒烟神效方 牛黄 甘草 煎汁 將土法炒 加青松毛泡湯送下

清晨每日服之 神效

目中瞖翳 櫻桃核 用人乳磨之 或切研末加冰片塞鼻右

眼塞右 左眼塞左

痔方 黑丑 連翹 青蒿 各等分 研細服

避風毒 真粉 棉檀 桂枝 葱白 漬酒 加黄連汁

四肢風方　當歸身　桂枝三錢　天麻一錢　秦艽一兩　桑枝一錢　紅花一錢　錢、一兩　白芍藥二錢　防己半兩　木瓜一兩　赤芍炒　一兩　木香半錢　大黃一兩　以水分一兩　以羌活一兩　加桑寄生或桑枝煮汁五斤煎湯燉烈火煎數滚臨睡時温服一茶杯

金瘡方　專治刀傷出血掺之即止　與人參鬚梗生麻留燒灰灶下須另多搗佈燒灰一兩　五倍子一兩　蟹血拌入蔥葉樹和陰干研末貯瓶一兩半

回倫用神效

牙痛方　治諸牙痛　蓽撥　一錢　樟腦珠下以棉花纏成者當

末用棉裹咬之進藥點痛處即止

諸骨鯁喉並治木梗　威靈仙五錢砂糖和酒煎服時一口咽下立
效令石首骨軟化
又方　南硼砂一塊含化嚥下脫然而失
又方　某魚骨梗即用某魚之眼珠以腐衣裹之拼命吞之咽下
即愈
又方　食橄欖即下治者時用核磨之嚥下
雞骨梗　用野苧根搗爛如龍眼大雞湯嚥下
[illegible]梗　[illegible]咽下即妙
竹刺梗　用老絲瓜燒灰酒送下立消

烏梅二錢 甜茶二錢 甘草五分 橘紅一錢 淑椰二錢 陳皮一錢 紅棗五枚 生薑三片

腎囊方 黃芪一錢 川楝子二錢 獨活一錢 肉桂一錢 茯苓二錢 羌活二錢 [illegible]

腫 枸杞二錢 青皮一錢 甘草五分 乾[illegible] 巴戟二錢 茴香 荔枝核二錢 加老薑三片

沖酒煎服 輕者二帖 重者四帖立愈

陳傷方 川續斷一錢 當歸一錢 山膝五分 紅花五分 澤蘭

杜 七厘散七分 杜仲一錢 牛膝一錢 [illegible] 細辛 大通

跌打損傷方 公丁香一錢 廣木香一錢 沉香一錢 當歸一錢 研末

沖酒服 重傷加大黃一錢 廣玉金二錢

又方 參三七二錢 大生地二錢 全當歸二錢 川芎二錢 貝母 血竭二錢 [illegible]

桂枝錢 川芎錢 甘草錢 生大黄錢 骨碎補錢 血竭錢 紅花同十六廣玉

全蝎錢 木通錢 乳香三錢 没藥三錢 大參三分 土狗五分 並黄酒送下

臁瘡黄水瘡方 東丹 銅綠 枯礬 烟膏 各等分為末菜油

調敷

蛇咬方 大蜈蚣一條 全蝎二枚 紅根子三枚 穿山甲錢 廣木香錢

辰砂卜 木通錢 或加當歸錢 川芎錢 研末分兩服黄酒送下

瘋犬咬方 真伏龍肝二錢 羌活 獨活 前胡 紅柴胡各 枳殼加 桔梗各錢

茯苓 甘草各錢 桔梗錢 生姜錢 汁 地榆 及紫竹根一大握 共煎

[illegible]湯服 病人于服後將其頂上紅髮盡行拔去三日後令

嚼生地黄三五两，后生三二钱，则毒已尽矣

血海散方　朝阳楮桐根煎汤服四五次即愈

接骨丹　当治跌打损伤　鲜地骨皮另小鸡一只去毛肠共打烂敷患处立愈，如路远致筋骨受伤者，生地加麝香二厘

一九散　当治跌打损伤刀伤破皮者，以末上；未破皮者，青肿处用麻油调敷。惟汤火烫伤，烧烂者，诸破皮未破皮，皆用麻油调敷。至烫火起泡，用针刺破，使毒水流尽，然后敷上。汤烫烧太重，内服生白麻油，可敷此药，以免毒攻心　细辛　一两　黄柏九分

研末收贮，临时取用

小兒初生服藥方　服此稀痘不生瘡癤，亦無驚風諸症，予間驗，服　大黃一分　甘草一分　用人乳浸飯上燉熟，去渣，加辰砂西黃各一
調服

一筆消　大黃一兩　藤黃一兩　明礬五錢　蟾酥　朱砂各二錢　射香二錢　沒藥二錢
用端午搗爛作錠，磨調敷

龍虎膏　敷一切無名腫毒　土木鱉二兩連殼炒　川烏　草烏　龍葵
白及　蓖麻子　生陳小粉一斤炒黃色　共研細末，醋調燉溫敷

烏龍膏　木鱉子二兩炒　半夏炒　草烏炒　生陳小粉二兩炒黃　共研細末，用醋調
敷四圍，中留頂出膿

沖和膏 紫金皮炒五两 獨活炒三两 赤芍炒二两 白芷一两 石菖蒲一两五 陳小粉六两炒微黄

右為細末蔥湯或酒俱可調敷

回陽玉龍膏 草烏炒三两 軍姜煨三两 炒赤芍一两 煨南星一两 肉桂[illegible]

細末熱酒調敷

芙蓉菊花膏 赤小豆 芙蓉葉 香附 白芨 菊花叶各四两

研細末每一两加射香不米醋調塗圍住根腳雞子清調亦可

如意金黃散 天花粉十斤 川黃柏 大黃 姜黃 白芷各五斤 陳皮

南星 蒼朮 紫朴 甘草各二斤 共為細末凡遇紅赤腫痛發

熱未成膿者及夏月時火令俱用茶湯同蜜調敷如微熱微腫

及大瘡已成欲作膿者俱用茶湯田蜜調敷如漫腫無頭皮色不變濕痰流毒附骨癰疽鶴膝風等俱用葱汁調敷如風熱惡毒所生患必皮膚亢熱紅色光亮形狀游走不定俱用蜜水調敷如天泡火丹赤游丹黄水漆瘡惡血攻注等症俱用大藍根葉或水芭蕉根叶搗汁敷加蜜亦可湯潑火燒皮膚破爛麻油調敷

乾金瘡方　指甲五　老皮五　龍骨　東丹　血竭　白石各五　陳石灰三

止金瘡方　專治刀斧損傷跌仆打碎敷上即時止痛止血傷處

不可見風，若爛腿瘡敷之亦可　雄豬油（四兩，多妙，用不下水者）松香（六兩）面粉（四兩，用陳小麥粉，炒黃篩）射香（一錢）黃丹（二兩）樟冰（一兩）冰片（一錢）血竭（一兩）兒茶（一兩）銀朱（一兩）乳香（去油）沒藥（去油）各一兩，以上共研細末，先將豬油、松香、黃丹三味熬化，爐上濾

待稍冷再入藥末攪勻，磁器收貯，不可洩氣。此金瘡方

治金瘡方　陳石灰（一斤）毛小薊　韭菜根共搗爛泥，作餅貼在背陰牆上，待乾用刀刮下，碾勻，搽傷處。

又方　用石膏搗過，大黃等分，碾勻，搽患處。

又方　三七搗爛敷之神效，或用荔枝核碾細末敷之，屢試屢驗。

又方　專治被斫斷筋　金絲荷搗汁，瀝瘡中，仍以渣敷之，半月

印便或以楓香末敷之亦妙　旋覆花即錢子花一名僤枯杜

丹紅旋瘍瘡

頂好金瘡敷藥方　藥珠一兩　生地四兩　血竭一兩　琥珀二兩　連翹四錢　象皮五兩

冰片一錢　沒藥去油四錢　當歸一錢　兒茶四兩　白芷四錢　黑參四錢　白芨一錢　元寸少許

大黃一錢　赤石脂五錢　防風　鐵四錢　白斂一錢　乳香去油一錢　赤芍四錢　靈仙一錢　黃芩四錢

半夏　白朮一錢　甜新一兩　桂枝二錢　海螵蛸一兩　杜仲一錢　當歸一兩　木鱉仁

血竭一錢　龍骨一兩　共為細末敷患處立愈

肘毒前着敷藥方　用綠塔調　肉桂一錢　元寸三分　冰片　銀珠五分

藤黃一錢　大黃一錢　阿魏一錢　硼砂一錢　乳香一錢　沒藥一錢　丁香一錢　雄黃一錢

艸烏去皮兩　川烏去皮兩　南星去皮兩　赤小豆四十九粒

藥梅方　大力子兩　元參兩　山豆根兩　細生地兩　連翹兩　荊芥穗半兩

黄芩兩　黑山梔兩　當歸半兩　薄荷兩　川連半兩　射干半兩　川芎半兩　廣

玉金兩　花粉半兩　桔梗兩　甘草兩　紅花兩　先以青梅子十斤　井水

洗淨加大硝半斤　明礬半斤　研末拌梅子上湯一日　然後以右

十八味並熬濃汁　梅子入藥汁內　日曬夜露　浸藥汁乾為度　合

好以鹽滷浸之

發散藥　白芙蓉兩　月黄半兩　南星兩　生半夏兩　杏仁半兩　蟹殼炙兩

蔥白頭連根　蓖麻肉兩　仁　後吳公十條　白信半兩　共研細末打千搥

膏貼瘡三日可揭至五日不能

土油膏　土油六斤　松香四斤　川柏二兩　生地二兩　大黃二兩　元參二兩　赤芍

白芷　方八各二兩　當歸二兩　倍丹卅兩

乾坤膏　此方陳先生口授一生未傳二人爲治一切七十二種腫毒

瘡瘍發背陽用乾膏陰用坤膏未成即消已成即潰[illegible]

首首可爲無敵矣　小紅豆七升半磨末搗爛　生大黃二兩　連翹二兩　全蠍

重樓二兩　京三棱二兩　莪术二兩　以上五味共研細末入素小罈中打

和加入蘇合油一斤　草麻油一斤　用上二味入石臼中與前藥再打和

再用草麻子仁研如泥一斤　當歸二兩　延胡二兩　香附二兩　遠志肉二兩　共爲

末白前藥一條，打千捶，再十兩加白礦砂五錢，再打千捶[illegible]，貯貼疔瘡、瘰癧、發背、痰、陰疽，每用上膏十兩，加入生附子、麻桂心、母丁香、生細辛、生南星，藥面末六，白前藥打成泥，即可坤

膏藥收貯，遇陰疽發貼

皮金膏　治跌打擦傷、釘鞋打傷足跟、病久陰瘡擦痛并凍瘡，至跟疼爛瘡，凡小擦傷、刀傷、臁瘡紅腫、燃赤皮光，潰濕治效

廣東皮金紙一張，每張大小以剪刀剪取，貼合面，新傷當過宿

此金神奇之極，此紙即羊皮金，軍中宜多備之，杭城金箔店亦有售此

曾通灵丹膏　治一切无名肿毒痈疽发背疔疮对口鱼口臁

毒男妇等症　元参 及 马前子 及 蓖麻子去壳 半去 五倍子 半 杏

仁 及 蛇退三条洗洗焙干 子 蜂房 半 男子发一团洗去垢焙　右用麻油一斤将前

药浸油内七日熬药枯再度滤去渣再熬至滴水成珠下

研细 切黄铅粉八两以柳木棍搅匀成膏倾井水内养十日去

火毒 漫火收贮听用 视疮口大小以油纸摊贴

保生膏 一名千捶膏　专治痈疖疮疖头颗若不分 即治疔毒初出肿

治[illegible]肿 已成[illegible]以肿毒消肿止痛　麻油三两以草麻仁四十打烂入麻油内煤枯

去草麻 炼过松香八两以葱煮　猪苦胆汁取大者三个　铜绿 及研细

[illegible]作石用 两日焙研

右將松脂白松先安銅杓內放炉火上溶化乃下麻油胆汁銅器熬勻攪千餘下再燃樣傾入水內用手扯拔千餘遍令拔至色金黃將瓷鉢內蓋好聽用以油紙攤貼如遇瘡癤諸毒用細布攤貼一次至膿出盡拔收斂全愈不必再換

羊胆膏　臘月取羊胆一個入冰片一分陰干用時以涼水化開塗瘡上甚效若入豬胆貼亦更妙

一見消　治風痰疔瘡並瘰毒等症初起癰毒潰者攤貼

川烏一兩　草烏一兩　五倍子一兩　荊楊花一兩　大黃一兩　血竭一兩　生南星一兩

生半夏一兩　白芨一兩　白蘞一兩　苦參一兩　土貝母一兩　金銀花一兩　白芷一兩

右藥用麻油五斤浸三日煎枯去渣濾淨入血丹四十兩收成膏

以浸去火毒任意攤貼

水火既濟膏　治火燒燙傷爛瘡跌打損傷風痛　麻油廿兩　象

皮一兩　紅花一兩　大萆麻二十五子去油　五錢　白蠟一兩　頭髮一大把洗淨　紅丹四兩

同入銅鍋內用槐枝攪熬一滾取起連鍋放冷水缸內燉一時再

熬如此數十次熬至滴水成珠再度攤火入藥末後諸藥完茶射

末下二次攪勻攤貼

內庭秘製白玉膏　治一切瘡疽瘡瘍未成者貼之即消已成者

貼之呼膿生肌　大鯽魚二尾去肚雜佳不必去鱗　大蝦蟆一隻去皮腸以去肚佳　巴豆

仁二兩 萆麻仁一兩 用真麻油六兩及銅鍋熬滾入巴豆二兩萆麻待枯撈出

次入鯽魚一條蓋倒待枯濾淨再熬至滴水不散方下火待油冷入

鉛粉二十兩 再熬至滴水成珠離火入銀朱末一兩五錢 番木鱉 雌雄二個

熬後 燉化 兩末攪勻傾入水盆內去火毒用時重湯燉攤貼

五神膏 血餘 蛇蛻 蜂房各兩 元參 杏仁各五 右藥用麻

油二斤浸一宿熬至枯去渣入黃丹一斤收成膏貼一切無名腫毒瘡

癰等症又連腸癰肺癰叩以此膏丸梧子大米湯送三五十錢

使毒從大便中出

鯽魚膏 治百樣瘡毒 牛甲合二隻 羊角二兩 穿山甲一兩 番木鱉一兩

猪甲合卅个　南星　赤芍　白芨各一兩　高良姜一兩　白紫荊花一兩　以上俱合花

巴豆肉一兩　大黄一兩　萆麻子一兩　生地一兩　當歸一兩　元參一兩　鯽魚一條約重十兩

麻油三觔入鍋熬過黄丹壹兩收之

田七膏　治一切瘡毒疔瘡　川貝母一兩　猫兒眼睛草二斤　夏枯草二斤

芝麻油三斤　將藥浸油内　冬夏三春秋四　放銅鍋内用桑柴火

先文武熬枯去渣　再將黄丹一斤八兩炒紫色收起入油内徐

徐下油一斤丹兩準　用桃柳槐杏桑五枝不住攪勻滴水成珠

為度　熬熬此膏特忌要潔凈　治發背癰疽瘰癧乳岩痰核一切瘡

毒　貼上毒水即出　每日換三貼　未破即消　已破即收口全愈

觀音大士救苦神膏　大黄兩 香附錢 三棱兩 羌活錢 白芷錢 芫
花錢 蜈蚣十條 桃仁研錢 生地兩 檳榔錢 黄柏錢 大戟錢 蛇蜕錢 巴
豆錢 皂角錢 杏仁研錢 細辛三錢 麻黄錢 甘遂二兩 川烏兩 蒼术兩 枳
實錢 羌活錢 防風錢 全蝎錢 草烏錢 元參錢 厚朴錢 肉桂錢 黄
連錢 當歸五兩 萆麻研兩 木鱉子研兩 川山甲錢 天花粉 五倍子錢
密佗僧兩 飛過 黄丹斤 製淨飛過 此藥材揀淨 用真香油陸斤浸
磁盆内五日 出用熬膏

一偏正頭風 左患貼左 右患貼右 正貼印堂 患揉条塞鼻孔内 口含日 湯咽之
一眼科七十二症 眼病貼兩太陽 針刺出血 貼上星 腰腿手臂 迎風流淚等
症揉条 左患塞左鼻孔中 右患塞右鼻孔中 服甘艾湯

一喉癰三十六症並雙單蛾喉閉纏喉風貼喉上口含甘草湯方速效吹藥含化
下不可服甘草水

一牙疼貼上下勿服甘草湯

一諸般腹痛胃口痛貼丹田痛卽于痛處貼之服甘草湯丹田穴臍下一寸三分

一中風癱瘓左貼右右貼左　一臌脹小腸氣腰痛俱貼臍下丹田亦可飲甘草湯

一哮喘咳嗽痰症俱貼前心　一瘰癧痰病貼夾脊穴痞塊貼肚臍上

一婦人赤白帶下貼肚臍及丹田　一小兒疳積瘧症疳症俱臍貼

一各種病症俱貼患處

龍虎膏方　大赤練一條　蟾蜍一隻　菜油二斤　瓶一個　以上二味浸在菜

油內銅油壺灰封固藏於十字路口三年臨煎時加藥大黃娛蚣

及甘草及方八及當歸及紅子　麥白芷及細辛地及斑文味浸

於菜油內一日撈出藥渣濾淨用細夏布濾去藥

渣油再煎至滴水成珠加淀丹黃丹四錢膏滴水成珠為妙

陽春散　上肉桂一兩　丁香一兩　甘松一兩　上血竭一兩　山羊血一兩　木瓜一兩　山柰一兩　乳沒藥各一兩　上原寸二錢　右藥共研細末　磁瓶收貯　土油膏攤貼

桃奇散　參山膝一兩　桃仁二錢去油　紅花一兩　白芥子二錢炒　當歸二錢炒　上原寸一錢　自然銅二錢煅　蒼白朮一兩　右藥共研細末　磁瓶收貯　土油膏攤貼

治風濕傷症

碧雲散　治頭風頭痛　鵝不食草一兩　川芎二錢　荊芥穗一兩　細辛二錢　加青黛一兩　射香一分　共為細末

冰硼散　理各種陽熱之症　上原寸二錢　大梅片二錢　阿魏一兩　淨月

石灰　白芷各　以薑及青黛少許及無名異各等分　右為細末麻油收
貯之油膏攤貼

內攻散　此方治諸瘡或膿肉脂肪以代刀散點之即穿
蚕繭蛾出者一個　穿山甲一片　皂角針二兩根　無之者針角刺亦可　右藥各
為細末每服以一錢酒調下

代刀散　此方以貼瘡頭即穿可免刀針　巴霜三立　射香少　雄黄下
餘藥下　蕎麺之為細末搽膏上貼瘡頭立行其劑以綿紙一
蓋護此藥性烈上要待其先乾付即速拔之

去腐肉方　凡瘡瘍已破肉傷不潰用此藥去不應手　烏梅圓

不問多研細末搽之
亦可

補天丸方歌 氣惱痘疽瘡後毒諸血氣虚而不能收口者是藥搽之即收 至不足手所致 千年石灰研細及龍骨銅綠三分 黄丹三分 [illegible]

以上四味共爲細末磁瓶收貯聽用

上清散 川芎 薄荷 赤芍 荆芥 芒硝各等分 取液各等分 [illegible]油

研作末

金黄散 起瘡拔毒 生礬 乳香 雄黄 共研細用

樟草散 專治多年 樟草 研細末每日入千金亭下過時六七天知內外多寅也 研極細

用吹孔內之窩多者次日不痛自去

驅毒散　一名移毒散。凡毒發於首面頭，此藥能移之，或上或下，使無殘疾之患。白芨一兩、紫花地丁一兩、烏雞骨一兩，煅、硃砂一兩、雄黃一兩、輕粉一兩、五倍子一兩，炒黃、大黃一兩、牙皂一兩、廣木香一兩，共細末，以醋調敷毒之上截，即移之下半截，屢試屢驗，仍照人虛實用服藥餌。

沖和散　一名赶毒散。凡人環跳穴及兩膝附骨等處感受風寒濕熱，凝滯於筋骨之間，皮色不變，微覺痠痛，拘攣不能屈伸，斯時難以收功，急用此藥於患處，逐濕透出，可移往他處去，毒即消散，或潰爛亦可速收功。此與移毒散相等，處用皆效。

紫荊皮炒，五兩　赤芍炒，二兩　白芷不見火，一兩　石菖蒲一兩五錢　獨活去節，三兩

依法共磨末篩細以好酒和葱蜜煎滚湯調搽不必留頂一日

一換以腫消不痛為度

濕皮破損者　　凡患毒深遠刀難直取其患人畏懼用刀者係膿

熟時用此法甚善如膿不從毛竅出者可用藥淬之出不搽藥

之旁邊留出一洞則令出膿了試驗人屢效不爽　驢蹄皮

及印柳底刮小柱是用柳切　蕎麥麵及草烏製刮之去皮研　上共為末和勻加食鹽五分

以水拌作膏餅及上炙微黄色再研細以醋調攤白紙上貼患處

留膿出從毛孔而去要以竹紙滲濕再換收盡膿樣膿即消

金花散　専治男婦新久爛腿連年不愈臭腐不堪并治腳背臁

瘡等症及一切癰疽瘡毒用之亦能生肌長肉收功於神

書中亦稱此藥為珍珠散　煅石膏一斤研極細淨東丹五二味

和匀再歸再研極細以治猪腿臁瘡用真麻油調搽上蓋油紙一日

一換不可用水并茶洗揩乾須以油洗淨亦可抹好肉上瘡口

若見濕痒收功甚慢如過兩月便至命須者治再搽久

之罔然奏功　凡諸瘡毒用升藥提過之後隨用此散生肌長

肉收口特須用生肌八寶丹

珍珠散一名青散八寶丹　治瘡毒腐已去用此搽上即能生肌長肉平

口收功神效無比　珠四錢　甘石

二錢 川黃連丁 血竭二錢 松口兒茶二錢 煨石膏二錢 赤石脂煅二錢 陳年[illegible]

並竹葉汁浸研細 吐渣存性 二錢 梅花冰片 臨用時加入藥 每加冰片一分 右共研細末以瓷收貯磁瓶

盛貯聽用 此藥比珍珠西黃八寶丹功效倍之

人中白散 治男婦大小滿嘴走馬牙疳並咽喉疼痛 腐爛赤爛牙齦鼻缺唇牙床潰爛等症 真青黛丁 研細

研丁 一錢 月石 龍腦薄荷末 牛 人中白丁 松口兒茶丁 元明粉 牛馬

馬勃五分 梅冰片一分 共研勻碾極細擦之 如痛甚者可加西黃二分

珍珠一分 生效尤捷 咽喉痛以蘆管吹之 日三次夜二次 極妙

金鞭散 治走馬牙疳 唇口腮鼻潰爛穿破 男婦老幼以此散之 立效如神 綠豆霜 赤遙 人中白二錢 煅 雄黃五錢

麝香丁 冰片丁 右先用銀針挑刺去腐肉紫血盡 后將藥末

敷患處，令其吐出毒血涎，見效即生。

降雪散 治牙疳，此方主之。石膏 枯礬 硼砂 皂莢 文蛤 青鹽 薄荷 青黛 白硼砂 人中白 雄黃 冰片 兒茶

共研為末，敷患處。

青囊散 治疔疽疔毒內攻，患處麻木，嘔吐昏憒，牙關緊閉，有奪命之功。蟾酥 麝香 徽墨 松蘿茶 各為末，大人服三五分，小兒服四分，生薑調，空心熱酒下，日進二服，有再生之功。

雞金散 產婦小便不通，用雄雞金五枚，燒存性，為末，用好酒作二三次空心服下即通。

生肌散　血竭一錢　光粉及白芷一錢　没藥一錢　火煅龍骨一錢　輕粉三錢　黃連一錢　海螵蛸一錢　五倍子一錢　各研共為細末臨用加冰片少許

又七厘散　專治金刀跌打損傷者斷筋折血流不止先以此藥七厘沖燒酒服之量傷之大小再用燒酒調敷於患處傷過重或人食嗓割斷不必鷄皮包扎急用此藥干摻傷處定痛立止血立時見效並治無名腫毒亦如前法敷調此方傳自軍營屢有起死回生之功兩廣雲貴得此方秘調治鬪毆跌損之傷全不應手立痊錫余若既于淡配製甚易而奏功甚奇視鐵扇散為更捷活救人生且有端願同志者共寶之以互傳濟世云

硃砂另研一下　寸香一下　輕粉一下　乳香另研　沒藥一下另研淨　血竭另研　兒茶另研淨
冰片另研一下　紅花另研一下　以上藥共研細末，以五月五日午時製合，磁瓶收貯，黃蠟封口，勿令泄氣。貯久更妙。此末預備臨時，焚香虔誠製合，亦可並服，又厘，不可多服，孕婦忌之。共一兩八錢四分

洗肝散　始治痘後餘毒入目，翳膜遮睛，或成珠目蟹眼，此方主之

散花神　蛇蛻全者一條，馬屁勃及皂角子十枚，共入磁罐內，鹽泥封固，燒赤，勿令泄氣，候冷存性，去火氣，研，白湯下

吹耳散　治痘瘡後目內起星障　真淨輕粉　京墨　雄黃　耳丹一下
共為細末，左目患吹左耳，右目患吹右耳，神效之至

移山過海散 治毒蛇咬命之穴用此移於無害部位 雄黃

小麥麵 新鮮蚯蚓 上共為末用醋調漸漸塗遍移命穴中

此皆能移過不治命穴

○蠶繭散 治疔瘡以遍身生瘡 土蜂蠶繭為君 枯礬 滑石

黃柏 烏梅 龍骨煅 上各等分共研為末用麻油調敷

治疔散 灶雞一隻 雄黃 芭蕉一二 共搗爛放膏上藥貼患處立效

刺針治

拔疔散 白蠟二兩切為粗末 乳香二兩去油研極細 黃蠟十兩剁為粗末 沒藥二兩去油研細 銅綠二兩研細過絹篩再研至一千轉為度 百草霜二兩研細過絹篩再研至一千轉為度 松香廿兩用桑柴灰煎汁溶入松香煮爛取出

冷水中七時再納原內中煮又參白面麻麻油六兩　右藥先將麻油入鍋內煎滾後下
製好松香稍滾三下白礬稍滾四下黃蠟稍滾五下乳香稍滾滾
六下沒藥稍滾七下銅綠稍滾八下百草霜滾過後傾于鍋內
冷透揉成拳子丸如桂核大藏磁器內勿令泄氣再治疔毒毒
一丸研軟捻扁貼患處即愈有不脫者打疔散上頭刻止痛後用
腥治即愈其走黃者貼之亦必發然識疔瘡瘡走黃速貼此為
辛辣葷腥沸湯大熱之冷著物麵食之屬茄子黃瓜俱忌此洗
煮鍋禁忌者屬因形石汁煮先刮淨鍋底之灰並石汁研烟
煤用之以雜以別種紫烟煤則不驗

桃花散 並治一切刀瘡出血不止俱效 石灰半斤 大黄及生切片

二味同炒至石灰变紅色為度去大黄研末

治痔神效散 頂大南棗一斤去核 銅綠要銅上生的名真銅綠 鱉頭一斤煮熟取淨去打碎 銅綠不拘分兩 和鱉頭肯填滿棗肉為度 將棗合紫火燒為末 先用秋海棠花根桑煎湯將瘡洗淨 用清水調前藥敷之

洗痔極效方 葱白十根 瓦松及馬齒莧各 皮硝半 五倍子五錢去蛀 槐花各 茄根五錢 花椒五錢 煎洗數次立愈

飛龍奪命丹 專治疔瘡及瘡毒發背之類名胖毒反眉頭名不知痛痒者已成未成俱神效 忌冷水瓜茄油膩猪鵝魚麵一切發

物孕婦忌服　蟾酥酒化　雄黃各二錢　乳香去油　没藥去油　銅綠各二錢　膽礬　硃砂　血竭　寒水石各錢　當門子　冰片　輕粉各　蝸牛廿個　蜈蚣一條，酒浸，去頭足　為細末，用蝸牛連殼研泥，少加飛羅麵和丸如綠豆大，每用二丸，葱白三寸，將藥放在葱內嚼爛，酒送下，取效

回疔丹　諸毒紅腫皆可用　南星　半夏各錢　赤芍錢　共研細末

梅花點舌丹　治一切毒惡瘡，初起天行瘟毒，咽喉腫痛等症

珍珠六分　乳香去油二錢　硃砂飛錢　没藥去油錢　熊胆二下　蟾酥錢，人乳化　硼砂錢　冰片腦錢　葶藶二錢　白梅花下錢　右藥共為細末，用人乳化蟾酥為丸如黍米大，金箔為衣，每病輕者兩粒，重者四粒，先用葱白根內

送下沉而一丸噙於舌下化之神效

四靈丹 凡瘡中數粒不起發黑而痛此瘡疔也或紫黑而大或黑壞而臭或中有黑縮此十死八九惟中都御史的秘傳此方驗之最妙用 蟾酥四分 燒存性頭髮灰二分 珍珠一分 以上入乳磨同煎湯過研細爲末以油臙脂合擣成膏先以簪挑破疔頭之惡血以少許點之即時變爲紅色也

田七保命黑龍丹 此丹治癰疽瘀血入心脾間命在垂危有不救者此方神驗 五靈脂淨二兩 以芎二兩 大生地二兩 良薑二兩 全當歸二兩 上五味入沙鍋內筋鹽泥封固煅紅候冷取出研細末

入目藥　石蟹三錢　少硃黃一錢　真血珀一錢　珍珠一錢　飛滑石一錢

右五味研細，同前藥和勻，米醋麯和丸如彈子大，臨臥用炭火煅藥通紅，投生薑自然汁内浸焠，以取汁盡，便和服，不過兩服神驗。

搽藥方　陳蚌殼煅　兒茶　輕粉　飛滑石　人中白煅，各等分　枯白礬　龍骨煅，各等分

研極細末，共爲末，麻油調搽塗之。

太乙九轉還原丹　專治一切無名腫毒，癰疽發背，對口腿癰。瘰癧久久經年不愈者。

南星　白芷　半夏　花粉　川烏去皮尖　草烏去皮　甘草各五錢　射干一兩　山慈菇去毛　吸鐵石各　生　右藥俱用

生肌研末收治疮大者用银挖耳匙药二三挖入于疮上小疮则放膏药中心末收在内即已收入即渍脓去则其疮渐长肉生肌将终不易别药或脓毒因隔在紫黑色不能收口洗用清茶汁煎滚待温洗之其紫黑色转红润易生肌肉数日立愈收去脓宜洗净

白吹药　山豆根一钱　薄荷一钱　白附子一钱　硇砂一钱　青鱼胆三个　细辛少许　射干二钱孕妇忌服　殭蚕二钱　上冰片少许　右几味共研极细末磁瓶收贮听用

外科神效黑虎丹　此丹治发背搭手对口一切痈疽恶岩疔

毒惡瘡諸症潰後提毒之功神效無比，及痛癢不知腠腐不化者，識難闡之陰之症，亦無不陰為陽，真起死回生之妙藥也。倘根盤散漫不定，即用靈妙散四邊圍住，亦無惡症變幻之虞。是丹秘方，不一術之數年，往往大同小異。此方係吾省某君異人所授，守戒不傳。某君與洞庭席君甚密，因席君屢獲眷之損心，感其惠臨，別為此方而贈。今聞竹坪沈君借抄見示，現經屢次試驗，奇險垂危之症，萬無一失。幸勿輕視工費，亦不甚能。務望各發慈心，修合濟世，學者掃不忘。

大蜘蛛七个，足要全，備用白棉紙微成如竹葉狀（入蜘蛛兩邊包緊，炭上焙，研細可用）　真西牛黃（牛生）研細　麝門子（五生）研細

真珠（下乳磨製研細）梅花冰片（研細）石（生）雲礞石（七分研細）雄黃（一錢製）公丁香（研細）石（研細）母丁香
石（研細）蟾酥（以山甲七片約五七口分以大西佳砂拌研細）全僵蠶（七條微火焙焙研細）金頭蜈蚣（七條至尾全微火焙研細）
全蝎（七個洗微火焙焙研細用）上藥十二味先期揀選道地藥料照方法製
各研極細末（乙未年）再度置石杵之間（因蜘蛛易見）擇黃道吉日在潔
淨室忌雞犬婦人及孝服人見忌用鐵器須齋戒焚香虔修誠
合為要

平安如意丹　印瘟疫病藥　真蟾酥（三錢）蒼术（米泔浸焙）三錢　大
黃（六錢）當門子三錢　丁香六錢　甘草（去皮）四錢　天麻（去節焙）雄黃（水飛）硃砂
（水飛各三錢）共為細末先以大酒化開蟾酥用燒酒活法為丸如蘿蔔子下

十大硃砂為衣依症服丸切忌茶湯米飲下孕婦忌服一方加
西黃叁錢

葫蘆丹　專治時疫霍乱轉筋吐瀉急症　係頂梨臍乾之葫蘆汁一两
炒細辛　川甘松各一两　青皮　紅豆　皇紅錢刮去皮　生大黃　木瓜切各一两
木通各一两　木香一两　滑石　元參各一两　姜皮一两　共研細末水泛為
丸硃砂為衣每服一錢幼童減半伏龍肝湯送下如服下即嘔之
者係丹服必得藥力乃可速效但此丹係專治腹痛霍乱吐瀉
或係乾霍乱之症服下自效若非霍乱斷不可服

黃升丹　即昇丹　一名三仙丹　治一切瘡瘍疔腫瘰癧初起腫時用此搽擦

口用絲以手膀括毒分用膏藥貼之如膀胱之患出另用生肌長
肉收靨則男子腎囊以及孖乳頭及根球上下兩旁或生瘤毒切
勿用此丹恐受水銀之氣方患寒潮　真水銀及淨明礬提
皮硝各五錢上三味搗和放勻安鐵勺鍋內蓋以多深宮碗居中
平擦用煤屑細細揪滿碗埋周圍平鍋口好放於風爐上
以先文後武之火燒三炷香為度過夜俟冷以刀削去其口
泥後輕輕抹碗埋將碗揭起用小刀削下其丹或綠或紅或
黃各用瓷瓶收貯之聽用顏色異殊功效一樣藏一年者出
火氣愈陳愈佳

金素丹 一名黄昇丹 治一切癰疽大毒發背對口腫頭僵硬腐肉黑暗死肌堅硬臭穢難開用此搽之言其治追夜印周圍紫縫邊好肉分齊膿油肌透膚內色被也龜鶴紅腫疼痛諸損去腐肉皆化可脱不用刀針剪割穢氣亦去神功之效無過於此 生白礬一兩 枯白礬紅砒二錢 雄黄五錢 右共研極細末篩過再研千餘下合研生金金素裝磁瓶內臨用取出勿使染塵紅色腐肉俱可用之若新肉上搽之亦痛惟一覺膿水混之既即不痛矣此良藥哨器須先絹紗蘸搽於肉上面腐去再搽金素丹曾不痛也此丹用紙捻粘條子亦可去捲瘡之管屢試屢驗 紅生鹽

根牙穢毒勢重者滿口腐爛出牙床者亮眉通身一齊脱落者俱用棉紙或綿紙條擦此藥在上捲作紙捻式塞於牙根邊不塞可保不脱如遇飲食可去藥條日擦數次亦可挽得

黑靈仙　治一切楊梅毒腐去眉毛爛者並治過諸小經絡不能者用前不能捍擦生出用此丹擦之逐漸趕根拔盡可用之多效　大巴豆一名江子去殼一斤　淘蓖麻子去殼不必去売　上連衣各四兩

趙府候天晴之日將風爐放大井内上用鉄鍋以櫟炭火用長柄鍋刀炒成日西度磨末照前式再炒三日至淨油為度可研細收貯所用劉刀取長柄生怒種別人近鍋以巴豆之為沖

萬應通用膏(?)

黑龍丹（一名[illegible]，歸酒[illegible]）治一切惡瘡疼毒，或走注核瘰，內[illegible]，因於積用力太過，以致[illegible]筋脈失去力，積聚凝滯，氣血不行，凝滯作痛入筋脈，乃損傷所致，使氣血壅滯，瘀積不散，久則下降成瘡，但服之小效，得又失去，生大瘀血屢發，經年累月，[illegible]。用此立可奏功。

大熟地（二兩，[illegible]烘）十兩　烏梅肉（四兩，炭）　赤芍（炒）　赤芍　紫花地丁(?)　烏梅炭　共研細末，研細，搗爛（?）膏，藥上敷之，不過三五日，可散。服之[illegible]，每用少許，[illegible]服，即愈。氣陰虛弱者，不宜。人或患脫肛，諸藥不效，用此與之，清風，汁麻各五錢，湯調搽。

立即出，上再服，痛皆並刻不再苦。予親試神應，故錄之。

外科八將丹　此丹治一切瘟（疽）瘴疫致，惟於疔疽惡瘡尤宜，慎勿輕用。

川倍子二錢五分　及二錢　一枝蒿三錢，油淨　沒藥三錢，油淨　明雄黃三錢　蜈蚣七條，酒洗，瓦上焙存性

全蝎七個，酒洗去毒，焙，味在懷內熨燥　蟬退七只，炙　穿山甲七片，炙　共研極細末，另加

麝香七分，收貯聽用，勿洩氣。此丹常能呼膿拔毒，新久大症俱效。

治疫八寶紅靈丹方　專治時氣行疫及痧脹等症　硃砂二錢

冰麝淨　明雄黃冰麝淨，各二錢　青礞石三錢　梅花冰片三錢　礞石二錢　馬牙硝二錢

硼砂二錢　真金箔四十張，小張　右藥研細末，磁瓶收貯，蠟封口，勿令洩氣。

每服一分，溫湯送下，小兒減半，孕婦忌服。

八将丹　治疔毒瘡瘍折方　大泥下元寸下蜈蚣の糸を頭足去焼

全蝎の尾を去焼　蜂房の頭足去五倍子焼牛　雄黄一分　甲作作焼の一　蒼南末

又方　僵蚕切　全蝎酒洗蝉蛻焼　蜈蚣焼　以山甲切　硃砂各一分作

射出　研極細末　以射瓶内以用

羌活丹　蒼朮八分　天麻分　当帰分　以石斛分　以蒼分　羌活分

防風分　麻黄十分　雄黄一分　荊芥穂分　細辛分　全蝎以炮

以蟬首焉分　以烏切分　右蒼南細末用蜜南丸硃砂南

衣用陳皮送下

八宝丹　龍骨一分　滑石一分　西黄外五味　元寸　大泥外蒼甘石

細藥　琥珀　珍珠　沒藥　竹黃各五　共為末

白降丹　水銀　火硝　明礬　皂礬　食鹽各一兩　白砒　共為細末將鍋銀罐置炭火上將藥逐匙挑入罐內待成胎取起待冷完將罐合金黃瓷碟入水大爐中煅煉完色潔白者佳綠者

二味同度風煉時須要潔淨

吹口藥方　真雅連一錢　薄荷一二錢　人中白半煅　西黃一分　真珠一錢

生蒲黃炒半　月石五　真川貝五去心　兒茶五　冰片一分　黃柏末二錢

先將各藥晒干研末將冰片研細入瓶內

又方　西牛黃一分　白硼砂半　真川連五　青黛半　上藥味下　真川

貝母去心 生甘草一下 元參一下 人中白煅三下 薄荷葉一下 上研后拌

水火丹 此丹專治一切瘡癰腫毒爛瘡久不神效用此搽於膏藥上貼能拔膿攻又能長肉收功 青鹽 打碎用青礬一兩入丹 先用砂鍋內下用細飾化再用西研 黃研細之半加入同研成細末 丹 馬牙硝 研細 一兩 收 雄黃 研細 上 硼砂 水飛 蜜陀僧 研細 五 收 白礬 研細 一兩 鐘乳石 研細 五 逐味另研極細各拌勻和入一處再入水銀一兩錫杵研硃黃同入罐內 眼八味藥研極細以不見水銀星為度另用紙包緊入鐵鍋各 研細 蓋用皮紙封口收於小鐵罐內隔水煎一週時

修合忌雞犬婦人見

疔瘡秘方　銅青　多年鐵銹　磁石　雄黃　上搽心中心上

頭將合臨用加冰片少許先用少許或蟾酥肝膽打和敷上

或硬見小蝎牛打和敷上或蟑螂打和敷上此方亦去毒

但不可藥以麝打

掌金錠　大戟　生蝦　千金子去油因丹　五倍子　及硃砂　一兩麝香　一兩去油

藥及雄黃一兩共為細末糯米共打和為丸硃砂為衣

驚藥靈丹　西黃一兩膽星及茯苓一兩硃砂一兩雄黃一兩羌蒼一兩

天竺黃一兩全蝎五十只防風一兩蟬脫五十只白附子一兩片腦一兩

麝香一兩金箔五十張為衣硃砂為衣勾藤以薄荷湯燉化服為丸加

捺黄黄丸

十寶散　生肌長肉甚捷　製甘石二錢火煅　熟石羔三錢　上血竭一兩　棉紋一兩

上龍骨　醋鍛粉一兩　白川石二錢　寒水石二錢　水飛仁砂一錢　紅昇丹一兩

瘰癧丸　能治跌打損傷　麥三文一兩醋炒　上阿魏一兩　鍛浸打　生大黄晒干

一兩研末　兒茶一兩研末　乳香一兩去油　沒藥一兩去油　大腹皮　雄黄用米醋浸一夜　白蘇汁浸一兩

輕粉一兩　真血竭一兩　番木鱉一兩　真西牛黃一錢　以藤黄一兩研細

本地羊血二兩　藤黄末放在碗内　用降香末燻黑再攪和匀

將藥研細末　白蜜為丸　每丸重一錢　用蠟包丸　丸外加紗綿一

每服一丸　每日用一丸

當歸一兩 三七半 白芍半 没藥 兒茶 竹黄 乳香 山羊血各等

以料每兩用冰片麝少許臨時紀入

大素膏 治瘡久不收口是元氣虛極急投大補湯劑內托外

用此法 輕粉五錢 冰片一錢 研細用豬脊髓調勻攤帛上貼

之神驗

生肌散 珍珠 大冰片各一錢 象皮一錢切脆 白石一錢 乳香以箬上焙焙一錢 没藥

上血竭 銀朱各一錢 輕粉一錢 兒茶一錢 共研極細濃茶洗淨搽

之甚效

提毒丹 乳香去油 没藥去油各五錢 元參 膽瓦上焙 前胡 [illegible]上 血竭 麝

炙蛒 斑毛去淨頭足翅 陰陽瓦焙乾 共研極細末 一方用炙 後藥各等分

血痣外多者 作用餘性少兩俱摻

瘡口不斂難收口 乾薑一味研細末搽之 患處覺熱如烘生肌其速

生肌玉紅膏 歸身及白蠟及白芷木血竭輕粉紫草甘草

外及麻油一斤 先將白芷甘草紫草四味入油內浸三日

大杓內慢火熬藥微枯色細絹濾清將油復入杓內煎滾下竭

攪化盡次下白蠟微火亦化 先用茶鍾四個預頓水中將

膏分作四處傾入鍾內候片時方下研細輕粉每鍾投和一錢

攪勻候至一伏時取起傾出澄清將勿犯灰塵本方不必加減

詳效不設

烏金膏　專腐肉不傷新肉最為平善先用降条並湯洗已

蓖麻子去殼新瓦上炒黑存性　研爛稀稠收貯宜多寡量瘡大小酌量用之

太乙紫金丹　治諸毒癰瘡腫初起發通治万病立建奇功真

能起死回生凡居家出入及大兵動大工不可無之　山慈菇洗淨焙乾

五倍子搥破洗淨焙　千金子去殼去油淨　飛硃砂三錢　長黃腰黃三錢

射香三錢　紅芽大戟去蘆根焙末　以上藥於淨室中各為細末候端

午七夕或天德月德日合以糯米濃粥湯和勻杵千下凡合藥

切忌婦人雞犬見　每錢重之每服一錢或一錢開水磨服病
在上者必吐在下必利吐利後以溫粥補之
萬病解毒丸　癰疽發背魚臍毒疔瘡諸毒如竹木毒蛇毒獸毒
諸惡瘡病解毒收功　文蛤十兩去油各霜　五倍子　全蝎各五
山豆根　山慈菇各　硃砂　雄黃各　麝香　紅芽大戟
先將五倍子全蝎山豆根山慈菇大戟八味同研細末研
將千金雄黃硃砂麝香和勻用糯米粉糊丸八分三分重每服一
錢生薑汁下　以瀉數遍為度
飛龍奪命丹　治癰疽發背不痛或麻木或淫濕潰　蟾酥

蟾酥燒酒化 乳香去油 銅綠 鉛粉 膽礬 血竭 沒藥去油

硃砂各一錢 輕粉五分 雄黃各一錢 蝸牛廿一個 共研細末將蝸

牛搗爛和丸如綠豆大如丸不就入些酒糊丸每服七丸或九

丸或十一丸用葱白三五寸病人自嚼吐於男左女右手掌

中包藥在内用熱酒和葱送下如人行五六里汗出為度無汗

再用葱酒擂熱服蓋被出汗忌冷物冷水葱湯

十寶丹 海蚌七個 硃砂 鉛粉 寒水石煅 雄黃 銅綠各五錢

血竭 蟾酥 膽礬各一錢 麝香半分 研極細末酒丸桐子大硃砂為衣

每服大人服七丸小兒三丸葱白或薑湯下盡醉被蓋出汗